신이 주신 선물
기적의 프로폴리스

신이 주신 선물
기적의 프로폴리스

개정판 인쇄 2020년 3월 10일
개정판 발행 2020년 3월 15일

지은이   木下繁太郎
옮긴이   김소림
감수자   우건석
발행인   권윤삼
발행처   산수야

등록번호   제1-1515호
주소   서울시 마포구 월드컵로 165-4
우편번호   03962
전화   02-332-9655
팩스   02-335-0674

ISBN 978-89-8097-489-4   03510
값은 뒤표지에 있습니다. 잘못된 책은 바꾸어 드립니다.

이 도서의 국립중앙도서관 출판시도서목록(CIP)은
서지정보유통지원시스템 홈페이지(http://seoji.nl.go.kr)와
국가자료공동목록시스템(http://www.nl.go.kr/kolisnet)에서 이용하실 수 있습니다.
(CIP제어번호: CIP2019052968)

신이 주신 선물
기적의 프로폴리스

의학박사 木下繁太郎 지음 | 김소림 옮김

서울대학교 명예교수 禹建錫 감수

Miracle Propolis

벌집에 있다는 기적의 물질은 신의 마지막 선물인가?

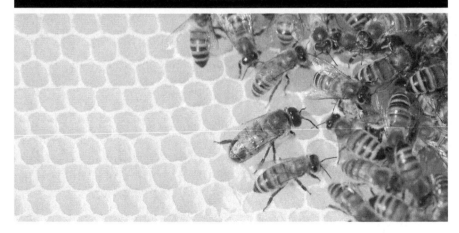

산수야

차례

제1장 – 서양의 민간약,
　　　　 프로폴리스란 무엇인가

제2장 – 전문의도 놀라는
여러 가지 약효

제3장 – 호전반응과
의외의 용도

제4장 – 프로폴리스에 대한 궁금증

추천사

꿀벌이 만들어 낸 금세기 최후의 건강식품

최근 들어 프로폴리스는 꿀벌이 만들어 낸 금세기 최후의 건 강식품으로 주목을 받기 시작했습니다. 프로폴리스(Propolis)는 본래 그리스어의 프로(Pro, 前)와 폴리스(polis, 도시)란 말에서 유 래된 것으로, 꿀벌이 식물의 새싹과 새잎의 수액을 벌집으로 물 어와 타액과 효소를 혼합하여 벌집 주위에 발라서 굳힌 물질입니 다. 이 물질을 긁어내면 밤색의 딱딱한 덩어리가 모이는데 이를 알코올 등으로 녹여 액기스로 만들어 사용합니다.

프로폴리스는 벌집 내부를 소독하고 살균작용을 하기 때문에 벌집 안은 청결한 무균 상태를 유지하게 됩니다. 그래서 이를 천 연 항생 물질이라 부릅니다. 그리고 프로폴리스는 식물의 생명 체를 응축한 것이라 할 수 있으며, 이들 성분 중에 만능적인 치료 효과를 발휘하는 성분이 바로 '플라보노이드(flavonoid, 안토시아

9

닌과 안토크산틴을 포함하는 비질소성의 생물색소)' 입니다.

플라보노이드는 식물의 여러 부분이 함유되어 있는 노란 색소 전체를 말하며 현재까지 발견된 것은 500여 종류나 됩니다. 플라보노이드는 인체에 유효한 역할을 담당하지만 단 한 종류만으로는 그 역할을 충분히 발휘하지 못합니다. 그러나 프로폴리스에는 약 20여 종의 플라보노이드가 함유되어 있어 그들이 서로 작용하여 큰 효과를 냅니다.

일본에서도 프로폴리스 연구가 활발해져서 국립 예방위생연구소의 연구 결과 몇 가지의 항암물질이 있는 것이 발견되었고, 1993년 개최된 제52차 일본 암학회에서도 프로폴리스가 암세포 증식 억제 및 암 전이 억제에 큰 작용을 하고 있다는 실험보고를 발표했습니다. 그런데 종래의 프로폴리스는 초성분이 함유되어 있어 물에 잘 용해되지 않아 체내의 흡수작용이 불충분했는데, 일본의 한 연구소에서 초성분과 왁스 성분을 제거하고 물에 100% 용해되는 수용성 프로폴리스를 개발하였습니다.

나날이 발전하는 과학 기술에 힘입어 프로폴리스 성분분석과 활용에 다양한 기술력이 접목되고 있습니다. 프로폴리스를 활용한 제품들이 개발되어 필요한 사람들에게 도움이 되기를 희망합니다.

한국 MCL연구회 회장

김정희

정확하게 아는 것이
건강을 지키는 지름길

세상이 많이 달라졌습니다. 오십여 년 전만 해도 어떻게 먹고 살든지 살아야 한다는 집념으로 버티어 왔습니다. 그러나 오늘날은 어떻습니까? 건강한 사람이나 그렇지 못한 사람 모두가 몹쓸 병에 걸려서 고생하지 않고 깨끗한 여생을 마감하느냐에 희망을 걸고 살아갑니다. 더욱이 사랑하는 가족에게도 짐이 되지 않게 건강을 유지하려고 부단히 애쓰며 삶을 설계하고 있습니다.

인간이 꿀벌을 활용했다는 기록은 오래전부터 있어 왔습니다. 벌꿀을 공급하는 것이 우리와 꿀벌과의 관계를 가깝게 해주었습니다. 꿀벌이 만들어 내는 양봉산물에는 여러 가지가 있지만 로열젤리나 프로폴리스에 대한 연구는 아직 미완성입니다.

꿀벌이 공동생활을 통하여 질서를 유지하고, 그들의 개체수를 늘려 가는 신비가 어디에 있는지는 우리들의 관심을 끌고도 남습니다. 저자는 오랜 기간에 걸쳐 프로폴리스의 효과를 예시하는 데 많은 노력을 하였습니다.

질병을 치료하고 아름다움을 가꾸려는 우리들의 노력은 현대 의학의 도움으로 개선되고 있지만, 저자의 말대로 우리 가까이에 있는 천연 생리 활성 물질인 프로폴리스에 대해서는 대부분의 사람들은 알지 못하고 있거나 잊은 채 지나치고 있습니다.

"국민이 건강해야 나라도 튼튼해집니다."

이 책은 일상 사례를 중심으로 꾸며져 독자들의 관심을 매력적으로 끌어당기고 있습니다. 특히 오랜 역사를 통해 소개되었던 프로폴리스의 실체를 정확히 이해하는 데 큰 보탬이 되리라 생각합니다.

이 책을 접하는 독자 여러분들은 프로폴리스에 대해서 정확하게 이해하고 자신의 건강을 지키는 데 활용하시기 바랍니다. '정확하게 알아두는 것'이 바로 건강을 지키는 지름길입니다.

서울대학교 명예교수

우건석

놀라운 프로폴리스의 효능

먼저 저자이신 木下繁太朗 박사의 노력에 감명 받았습니다. 의사가 자신의 병을 밝힌다는 것은 대단한 용기를 필요로 합니다. 저는 어느 잡지에서 기시다 선생이 쓴 체험담을 읽고 적지 않게 감명을 받은 바 있습니다. 그중에서도 『프로폴리스의 효능』에 대해서 언급한 부분이 있어 많은 도움을 받았습니다.

현대의학의 세계에서도 아직 해명되지 않은 수많은 병이 있습니다. 동서를 불문하고 자연회귀를 부르짖는 지금, 한방이나 민간약, 민간전승의료가 새삼 각광을 받게 된 점도 이해가 됩니다. 선생 스스로 체험한 풍부한 치료경험을 통해 유용한 민간약, 프로폴리스를 세상에 소개한 진지한 노력에 경의를 표하고 싶을 뿐입니다.

우리나라의 전국 어디를 가도 프로폴리스가 놀라운 효과가 있

다는 것이 알려져 있습니다. 이 책은 그런 이유에서 옮겼으며,
많은 사람들에게 읽혀 좋은 참고가 될 것으로 믿어 의심치 않습
니다.

김소림

머리말

사용 후 스스로도
그 효과에 놀라다

프로폴리스(Propolis, 蜂膠)를 처음 알게 된 것은 1988년입니다. 그때 나는 방광의 폴립(polyp, 용종)을 치료 중이었습니다. 국립 암센터에서 세 번에 걸친 수술 후에도 재발하여 수술을 하지 않고 폴립이 없어진다는 BCG 방광(膀胱) 주입요법을 받았습니다.

수술보다 더 힘든 치료법이었습니다만 다행히 폴립이 없어졌습니다. 그러나 언제부터인지 얼굴의 아랫입술 밑 부분에 눈에 띌 정도 크기의 사마귀가 나 있었습니다. 처음 만난 이토 씨가 사마귀를 보더니 말했습니다.

"프로폴리스로 치료하면 사마귀가 없어질 겁니다."

나는 그의 말을 듣고 매일 프로폴리스를 사마귀에 발랐습니다. 그랬더니 정말 2개월이 안 되어 사마귀가 사라졌습니다.

BCG 방광 주입요법을 받고 3년 정도 지난 1990년 5월, 정기 검사에서 3개의 폴립이 재발했다는 결과가 나왔습니다. 여러 가지 문헌을 조사하면서 BCG요법과 프로폴리스의 공통점에 착안하여 본격적으로 프로폴리스를 마시기 시작했습니다. 프로폴리스를 본격적으로 마시기 시작한 지 3개월 후, 정기검사에서 주치의가 놀라운 사실을 말해 주었습니다.

"폴립이 사라졌습니다. 한 번 더 자세히 살펴봅시다."

재검사를 실시해도 정말 폴립이 없었습니다. 이것은 놀라운 사실입니다. 나는 새삼스럽게 프로폴리스(蜂膠)를 다시 보게 되었습니다.

과거의 경험에서 나온 획기적인 신약(新藥)이나 새로운 치료법이 민간요법이나 여러 나라에서 전승되어 오는 의료법에 의해 재조명되는 경우가 수없이 많습니다.

강심제(强心劑)의 디기탈리스(Digitalis)나 혈압 강하제의 리설핀(Reeserpine, 인도 蛇木粉)도 그중의 하나입니다. 꿀벌이 만드는 프로폴리스도 현대의료의 막간을 장식하는 새로운 약품으로써 대단한 역할을 할 수 있다고 생각하게 되었습니다.

학창시절부터 한방에 흥미가 있어서 관련 서적을 즐겨 읽었습니다. 병원에서 현대의학을 공부하면서도 역시 한방에 관심을 가지고 동서병행 의료를 시작한 지 30년 가까이 되었습니다. 오랫동안 전승해 온 여러 가지 민간약이나 민간요법은 민중의 지

혜로써 그것들이 효과가 없었다면 오늘날까지 전해올 리가 없었을 것입니다.

프로폴리스에는 2,000년 이상의 역사가 있습니다. 유럽이나 미국 등지에서는 벌써부터 의약으로 제조·판매되어 수많은 치료경험 사례나 기초연구가 활발하게 진행되고 있습니다. 일본에서는 연구가 미미하지만 다른 나라에서는 프로폴리스가 내복약으로, 또는 외용약으로도 널리 사용되고 있습니다.

화상, 아토피성 피부염, 습진, 옻, 사마귀 등의 피부병은 물론 천식이나 화분증 등의 알레르기성 질환, 감기, 두통, 요통, 치통, 치질, 변비 등 여러 가지 성인병에서부터 암이나 백혈병의 치료, 불면증, 우울증, 자율신경실조증, 기미, 주근깨, 탈모증 등에도 쓰이며 미용효과도 탁월해서 화장품으로도 널리 사용되고 있습니다.

지구 곳곳에서 환경파괴가 계속되고 있고, 환경단체에서는 자연회귀(自然回歸)를 부르짖는 이때에 의료계에서도 한방이나 민간약, 민간전승(民間傳承) 의료가 새삼 각광받기 시작했습니다. 프로폴리스(봉교, 蜂膠)는 그중 하나입니다.

이 책에서는 프로폴리스를 체험한 사례를 중심으로 프로폴리스의 본질을 살펴보겠습니다. 귀한 프로폴리스 체험을 들려준 많은 환자와 20여 년간 나와 함께 병원에서 치료를 담당하면서 현재 프로폴리스를 중심으로 미용이나 방향(芳香) 요법 지도를 하고 있는 가마에 씨를 비롯한 많은 분의 도움에 힘입어 이 책을 완성할 수가 있었습니다. 또 밀봉과학, 프로폴리스의 연구가인 다케다 씨에게 많은 자료를 제공받았습니다. 다시 한번 감사를 드립니다.

이 책이 고통을 받고 있는 많은 사람들에게 보탬이 된다면 저로서는 더 없는 영광입니다.

의학박사 木下繁太朗

제 1 장

서양의 민간약,
프로폴리스란 무엇인가

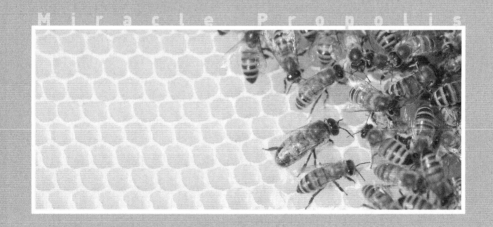

1
의학상식을 벗어난
임상사례가 속출하다

민간약이란 옛날 사람들이 경험적으로 체험한 지식을 전승해 온 처방입니다. 그래서 한방약처럼 어떤 규칙적인 체계를 갖추고 있지는 않습니다. 때문에 어떤 민간약이 한 사람에게 효과가 있었다고 해서 같은 증상의 다른 사람에게 같은 처방을 써서 똑같은 효과가 있다고 단정할 수는 없습니다. 그런데 유럽의 여러 나라나 브라질 등지에서 붐이 일다시피 성행하고 있는 프로폴리스만은 그 개념에 들어가지 않는 증례(證例)들이 많이 나타나고 있습니다. 그래서 나는 한의사의 입장에서 프로폴리스 약효가 어떤 것인가에 대해 새롭게 연구해 보았습니다.

사람들은 아직도 프로폴리스 제품을 본 일도 없고 또 들은 적도 없다는 말을 합니다. 일부 건강잡지에서 소개된 몇 페이지의 체험사례나 신문의 칼럼에서 프로폴리스에 대해 읽은 사람이 있을지는 모르겠지만 실제로 직접 사용해 본 사람은 극히 드물 것이라 생각합니다.

"프로폴리스 주세요."라고 말하면 약국에서도 잘 알지 못하는 경우도 있습니다.

"꿀벌이 직접 만드는 건강증진 물질 말입니다……." 하고 말하면, "아, 로열젤리 말인가요? 벌꿀을 말씀하시는 겁니까?"라고 되묻는 약사도 있습니다.

꿀벌 하면 로열젤리, 로열젤리는 벌꿀, 이 사항은 일반 사람들에게 상식처럼 알려져 있으나 같은 꿀벌의 생산물 중 하나인 프로폴리스(Propolis, 蜂膠)는 아직도 일반인들에게 잘 알려져 있지 않은 것이 우리의 실정입니다.

그러나 프로폴리스는 전문가들이 비밀리에 주목하고 있는 새로운 물질로서 최근에는 양봉가뿐만 아니라 대규모 제약회사나 화장품회사, 식품회사, 건설회사, 제지회사 등에서 프로폴리스 연구에 박차를 가하고 있습니다.

여러 분야의 전문가들이 눈독을 들이기 시작하게 된 이유는, 사실 프로폴리스가 흥미진진한 물질이기 때문입니다. 현재까지 수집한 자료나 증례, 또 여러 가지 참고문헌에 대해서 이 책에서 설명할까 합니다.

1~2년 전만 해도 프로폴리스 증례를 의학적인 입장에서 연구한 의료기관이나 의사는 거의 없었다 해도 과언이 아닙니다.

양봉가나 대학의 농학부 또는 제약회사의 연구원 등 극히 일부 전문가만이 채집방법이나 화학성분 추출과 분석, 각 나라 생산품의 차이, 이용방법의 역사적인 고찰을 중심으로 연구해 왔습니다.

지금도 그러한 관점에서 연구가 계속되고 있지만 아쉬운 것은 임상연구가 따라가지 못하여 의학적인 자료가 제대로 정리되지 못한 상태로, 미지의 분야라는 점입니다.

나는 한방약을 처방할 때는 그 내용을 메모해서 환자에게 주고 있습니다. 민주, 자주, 공개의 원자력 3원칙은 의료에도 반영시키지 않으면 안 됩니다. 프로폴리스의 연구와 처방은 이런 생각을 바탕으로 해서 진행해 나가려고 합니다.

2
꿀벌이 만드는
천연 항균 물질

프로폴리스(Propolis)는 본래 그리스어의 프로(Pro, 前)와 폴리스(polis, 도시)란 말에서 유래된 것으로, 벌집의 입구에서 발견되었기 때문에 붙인 이름입니다. 한마디로 벌집을 지키는 물질로써 봉교(蜂膠)라 부르고 있습니다. 꿀벌이 각종 수목에서 묻혀 온 에센스(Essence)를 소재로 타액(唾液) 등을 섞어 만든 진득진득한 암다갈색의 물질입니다.

그 물질, 다시 말하면 프로폴리스에는 두 가지의 중요한 역할이 있습니다. 하나는 벌집 속의 벽에 칠해서 벌집 내부를 보강(補強)하는 것이고 또 하나는 벌집 속에 생기는 잡균을 살균하고 깨끗하게 하는 역할입니다.

여기서 말하는 벌집의 보강이라는 것은 벌집에 생기는 바람구멍 같은 것을 막고 내부에 빗물 등이 들어가지 않도록 하는, 다시 말하면 내벽재 역할입니다. 또 강력한 살균력에 의해서 벌집 속을 무균상태로 만들고 외부의 침입도 막아 줍니다.

예를 들면 벌이 벌집 속에서 죽으면 다른 벌들이 시체를 프로폴리스로 감싸 줍니다. 그러므로 시체는 부패되지 않고 벌집 내부도 프로폴리스의 살균력으로 무균상태가 됩니다. 그리고 벌들은 벌집에 침입한 곤충 등 외적을 침(針)으로 죽인 뒤 프로폴리스로 싸서 미라(Mirra)화합니다.

이와 같이 꿀벌들은 언제나 벌집 속을 위생적으로 지키기 위해 프로폴리스를 이용하고 있습니다. 프로폴리스에는 강력한 살균작용과 방부작용이 있습니다.

그것만이 아닙니다. 그 밖에도 프로폴리스는 염증을 제어하고 산화를 방지하는 역할도 하기 때문에 의학적으로 흥미와 관심을 끌며, 유효적절하게 이용할 수 있는 쓰임이 많습니다.

3
각 업계에서 주목하는
탁월한 살균력

프로폴리스 연구진행에서 특히 관심을 가지는 부분은 항균작용에 대한 것입니다. 지금까지 알려진 자료에 따르면 프로폴리스는 포도상구균 등의 증식 저해활성이 강하고 곰팡이류나 대장균 등에도 저해활성을 지니고 있습니다. 또 외국의 문헌에는 프로폴리스가 페니실린이나 스트렙토마이신 같은 항생물질 작용을 증강시킨다는 사실도 소개되어 있습니다.

예를 들면 여름에서 가을에 걸쳐 5세 정도의 어린이에게서 발병하는 농포진(膿疱疹, Pemphiqus)도 포도상구균이 원인이지만 프로폴리스의 항균작용으로 제어되기 때문에 치료 확률이 높다고 합니다. 그 밖의 연구 자료에는 틀리티푸스균, 디프테리아균, 결핵균 등에도 항균성을 지닌 성분이 함유되어 있다고 쓰여 있습니다.

여러 업계에서 프로폴리스에 주목하기 시작한 이유도 그것이 가진 항균성분이 탁월한 활성력을 보일 것을 기대하기 때문입니다. 목재 부후(腐朽)균에 대해서는 발육저해를 나타냄으로써 목재 관련 업자들이 눈독을 들이고 있습니다. 식품에 대해서는 방부제 역할을 하기 때문에 식품회사와 제과회사는 물론 화장품회사까지 관심을 쏟고 있습니다.

4
고대 이집트에서는
미라 보존에 사용

　꿀벌이나 벌꿀에 관한 기술은 옛날부터 그리스신화나 성서에
도 자주 등장했습니다. 또 이집트의 벽화에는 벌집에서 벌꿀을
채취하거나 벌꿀을 옮기는 작업을 그린 그림을 볼 수 있습니다.
그보다 더 옛날인 구석기시대 후기에 남겨진 스페인의 발렌시아
부근에 있는 아라니아 동굴 속 벽화에도 벌꿀을 채취하는 여성
들의 모습이 그려져 있습니다.

　꿀벌과 인간의 관계는 이러한 사례들로부터도 더욱 먼 옛날로
거슬러 올라갑니다. 프로폴리스는 기원전 3,000년경부터 유럽에
서도 널리 이용되고 있었습니다. 고대 이집트에서는 미라를 부
패시키지 않고 보존하기 위해 프로폴리스를 사용했다고 합니다.

　당시 이집트인들은 육체가 보존되는 한 인간은 몇 번이라도
되살아난다고 믿고 있었기 때문에 산화 억제작용이나 부패균을

없애는 작용이 있는 프로폴리스를 미라 보존에 반드시 필요한 물질로 귀중히 여겼습니다.

또 다른 기록에서는 고대 로마 병사들이 프로폴리스를 상비약으로 썼다고 합니다. 프랑스 의학박사인 에바와 도나듀가 편집한 프로폴리스에 관한 논문('자연요법에 있어서의 프로폴리스'라고 이름이 붙은 『꿀벌과학』 8권 2호, 다케다 역)에는 프로폴리스 연구가들의 이름이 다수 등장합니다.

그리스의 철학자이자 플라톤의 제자인 아리스토텔레스도 그중 한 사람입니다. 아리스토텔레스는 『동물지』에서 프로폴리스에 대해 '피부질환 제거, 칼이나 물체에 베인 데, 감염증의 치료약'이라 소개하고 있습니다.

그 밖에 기원전 1세기에는 라틴어학자 바론, 로마 시인 벨기리우스가, 또 서력(西曆) 기원 초기에는 『박물지(Historia Naturalis)』를 쓴 로마의 플리니우스나 그리스의 의학자들이 계속해서 프로폴리스에 대한 특성을 발표하고 있습니다.

플리니우스는 "프로폴리스를 활용해 가시 등 몸속에 박힌 모든 것을 끄집어낼 수 있고 피부가 부은 것이나 굳어진 것을 부드럽게 하며 신경통도 진정시키고 짓무르는 눈 등 불치병을 치료한다."라고 했습니다.

또 이란의 철학자 아비센나는 "프로폴리스는 화살이나 가시가 박힌 자리를 자연히 소독하고 통증을 없애 주는 등 보기 드문 특성을 가지고 있다."고 했습니다.

그 밖에 도나듀 박사에 의하면 프로폴리스는 잉카족(1533년 스페인에 정복되기 전까지 남미 페루를 지배한 인디언)에게까지 알려져 발열성 감염증의 치료약으로 사용되었다고 합니다.

12세기에 들어와서 그루지아의 의학서에도 여러 가지 치료약의 조제에 프로폴리스를 사용한 기록이 있습니다. 프랑스에서는 18~19세기에 주로 칼에 베인 상처 등의 치료약으로 프로폴리스를 사용한 기록이 남아 있습니다.

남아프리카의 보어전쟁(1899~1902년, 영국과 보어인과 전쟁) 때는 바셀린에 프로폴리스를 혼합해서 상처치료를 한 사실도 있습니다.

이와 같이 프로폴리스는 고대 이집트에서부터 시작되어 유럽을 중심으로 한 넓은 지역 내에서 사용되었고 그 역사가 현재까지 이르고 있습니다. 프로폴리스가 민간치료약으로 오랜 역사가 있었음에도 불구하고 의학적으로 조명을 받기 시작한 것은 겨우 금세기 후반부터입니다.

프로폴리스에 관한 연구가 활발히 진행되고 있는 곳은 유럽입니다. 그중에서도 루마니아, 헝가리, 체코 등 동구권의 여러 나라들입니다.

5
세계적인
프로폴리스 연구

　제1회 국제 프로폴리스 심포지엄이 체코에서 개최되었는데 약 350명의 과학자가 참가했었다고 합니다. 그 후에 세계적으로 프로폴리스가 주목받게 되어 각국에서 계속해서 체험사례가 보고되고 있으며 또 연구자들이 해마다 증가하고 있습니다. 그리고 프로폴리스의 탁월한 성질을 더 명확하게 하는 확고한 임상 자료가 계속 늘어나고 있습니다.

　특히 동구권을 위시하여 러시아나 브라질 등에는 프로폴리스를 연구하는 학자들이 많고 수많은 제품이 제조·판매되고 있습니다. 이들 나라에서는 프로폴리스가 대중적인 민간약으로 자리매김하고 있는 것입니다.

　프로폴리스가 어떻게 쓰이고 있는지 앞서 말한 바와 같이 도나듀 박사의 논문을 참고해서 그 일부를 소개할까 합니다.

프로폴리스의 조사, 연구, 판매물이 가장 많고 상품도 다양한 나라가 바로 루마니아이며, 수도 부쿠레슈티에는 전문시설인 밀봉요법병원(아피세라피아)가 설립되어 있어서 치료와 예방의학 등 여러 면에서 폭넓은 연구활동을 실시하고 있습니다. 필자도 부쿠레슈티의 벌연구소를 견학하고 왔습니다.

루마니아는 프로폴리스 전용상품도 많고, 알려진 것처럼 연구열이 높은 나라입니다. 예를 들면 여드름에 쓰이는 외용제를 비롯해서 베인 상처는 물론 귀의 습진용으로 바르는 약품도 있습니다.

치주골막염 치료약은 프로폴리스와 로열젤리, 비브래드(꽃가루와 꿀로 만든 꿀벌이 새끼에게 주는 먹이)와 벌꿀의 혼합물에 약용식물을 섞어서 만든 제품입니다. 그 밖에 치통 치료제의 스프레이, 외이염 치료액제, 질용 좌약, 비염 치료액 등 많은 프로폴리스 혼합약품이 있습니다.

덴마크나 독일에서는 프로폴리스가 들어간 약이 다양하게 상품화되어 있어 여러 가지 병에 폭넓게 쓰이고 있습니다. 프랑스에서는 천연 혹은 농축 프로폴리스 제품이 대부분 쓰이고 있으며 건강식품이나 양봉 전문점 등에서 구입할 수 있습니다. 미국에서는 프로폴리스가 들어간 치약이나 화장품 등이 판매되고 있습니다.

그 밖에 브라질에는 프로폴리스 혼합 립스틱도 있습니다. 이와 같이 세계 각국에서 프로폴리스가 들어간 제품이 만들어져 많은 사람들이 사용하고 있습니다.

실제로 프로폴리스는 서구는 물론 동구에서도 민간약으로는 대중적인 존재입니다. 진통이나 염증 치료에 효과가 높은 것이 다른 치료약에 비해 인기가 있는 이유인 것 같습니다. 이것은 프로폴리스가 가지고 있는 항균성과 살균작용이 화농에서 오는 악취를 방지하기 때문이라 생각합니다.

6
방사선 치료 후 출혈도 멈추고
궤양도 사라지다

세계 각국에서 연구가 진행됨에 따라 프로폴리스에 대한 사람들의 관심이 점차 높아져 가고 있습니다. 특히 의료 면에서 프로폴리스가 주목받기 시작한 것은 1985년에 나고야에서 개최된 제30회 국제양봉회의에서 각국의 연구자들이 프로폴리스 치료를 발표하면서입니다.

예를 들면 다음과 같습니다.

불가리아에서는 프로폴리스를 관절염 치료에 이용한 예가 보고되었습니다. 어깨나 팔꿈치, 무릎 관절이 좋지 않은 환자에게 프로폴리스 10%를 용해해서 밀랍반창고(꿀을 짜낸 찌꺼기를 끓여 만든 기름)를 만들어서 치료한 사례도 있고, 밀랍을 그릇에 담아 녹여서 그것을 환부에 발랐더니 그 부분의 혈액순환이 잘되어 염증이 사라진 사례도 있습니다.

방사선 치료 후 프로폴리스에 의한 치료도 보고되었습니다. 56세의 여성이 1974년 11월에 자궁암으로 자궁전적출 수술을 받았습니다. 수술 후 방사선을 골반 국부에 쬔 결과로 직장과 장이 염증을 일으켜 출혈이 생기며 몸이 점점 허약해졌습니다. 비타민K나 칼슘 등을 활용하여 치료를 했지만 항문 출혈이 멈추지 않고 상태는 더욱 악화일로였습니다.

수혈이나 지혈요법도 여의치 않아서 인공항문을 할 것인가, 아니면 직장을 다시 절제할 것인가를 검토하였습니다. 그러나 환자가 수술을 거부하였기 때문에 프로폴리스를 써서 치료를 시작했습니다. 4개월간 1일 2회씩 30%의 알코올 추출액을 25방울씩 계속해서 마셨습니다.

그 후 프로폴리스 용액을 1일 2회 20방울씩 먹고 동시에 꿀벌 치료법(로열젤리, 벌꿀, 화분복용)을 실시한 결과 항문 출혈은 완전히 멈추었습니다. 더욱이 감소된 헤모글로빈의 양도 회복되고 빈혈도 개선돼서 전신증상이 호전되었습니다. 그리고 1년 후인 1975년 12월에는 점막출혈도 없었고 직장의 X선 검사에서 궤양이 없어진 것까지 확인할 수 있었습니다.

그 밖의 어느 임상보고를 보아도 프로폴리스를 이용한 치료를 함으로써 환자의 회복이 빨라졌다는 내용이었습니다. 놀라웠던 것은 프로폴리스 연고를 사용하면 방사선 치료 후 피부장애도 회복되고 치료를 계속할 수가 있었다는 보고와 난치의 소아습진도 완치되었다는 보고였습니다.

프로폴리스 연고는 외상 치료에도 두드러진 효과를 발휘하고, 다른 치료약과 병용해도 알레르기 증상이나 부작용이 전혀 없었다는 루마니아의 소아과 의사의 보고도 있습니다. 프로폴리스 연고 제조법은 뒤에서 설명하겠습니다.

7
화상에 잘 듣는
프로폴리스 연고

헝가리에서는 화상이나 궤양, 류머티즘 등의 치료에 프로폴리스가 탁월한 효과를 발휘했다고 합니다. 프로폴리스가 항염증 효과, 모세혈관 증강효과, 항세균 등에 탁월한 특성이 있는 것이 동물(쥐)실험에서 증명되어 자료를 공표했습니다.

폴란드에서도 동물실험 시 화상치료에 프로폴리스 연고를 사용하고 있습니다. 실험에 의하면 화상이 포도상구균(인간이나 동물 피부점막에 상재하는 균으로 화농의 원인이 됨)에 의한 감염증의 진행을 지연시켰다고 합니다.

프로폴리스 연고의 치료효과를 평가하는 중요한 요점은 화상에 딱지가 앉은 뒤 새로운 조직이 재생하기까지의 일수(경과시간)입니다. 보통 포도상구균 등에 감염되지 않은 화상은 완치까지 2~3주가 소요되지만 감염되면 수개월이 걸립니다.

그러나 프로폴리스 연고를 사용하면 완치 시간이 단축됩니다. 동물실험 결과 치료 후 일주일이라는 짧은 기간 만에 딱지가 생기고 감염된 경우에도 열흘 만에 치유되었다고 합니다.

이 실험에서 사용한 프로폴리스 연고는 프로폴리스 3%에 대두유나 무수버터, 돈지(탈수한 생돈육의 지방), 벌집에서 채취한 밀랍을 혼합한 것이었습니다. 화상부위의 딱지가 떨어져 완치될 때까지 연고를 매일 발랐다고 합니다.

일본에서는 화상이나 거친 피부, 아토피성 피부염 등에 마유가 주로 사용되고 프로폴리스를 섞어 사용하기도 합니다. 한방연고의 자운고(紫雲膏)에도 프로폴리스를 섞어서 큰 효과를 보고 있습니다.

8
바이올린 명기의 비밀은
프로폴리스에 있다

진위 여부는 확실하지 않지만 클레오파트라도 질환과 노화방지에 프로폴리스를 사용했다고 합니다. 프로폴리스가 의료적으로 피부병, 화상, 궤양 등에 효과가 있다는 것이 유럽에서는 상식이지만 질환 외 바이올린의 가칠(Varnish, 假漆) 등에도 이용되어 왔다는 사실은 의외로 잘 알려져 있지 않습니다. 여담인지는 모르겠으나 그렇게 사용되는 것도 프로폴리스 특성 중 하나라고 할 수 있습니다.

이탈리아의 악기 제작자인 안토니오 스트라디바리(1644∼1737)는 바이올린에 프로폴리스를 혼합한 니스를 사용했다고 알려져 있습니다. 스트라디바리가 이탈리아 북부의 파우하반 도시 크레모나의 꿀벌에서 채취한 프로폴리스를 사용했다는 사실이 여러 책에 소개되어 있습니다.

가칠이 바이올린의 공명(共鳴)과 관계가 있다는 것은 이미 알려져 있는 사실이며, 공명 기능은 사용하는 성분(배합, 분량, 가공 기술 등)에 의해서 변한다고 합니다. 프로폴리스를 사용함으로써 공명 기능이 한층 향상된다는 사실을 그는 정확히 예견했던 것입니다.

게다가 프로폴리스가 가지고 있는 방부효과는 벌레나 곰팡이 등의 침해를 보호하는 역할도 합니다. 따라서 오랜 기간이 지나도 바이올린에 어떠한 영향도 끼치지 않을 뿐더러 바이올린 보호에도 유용합니다.

9
부작용이 없어서 안심하고 사용하는 프로폴리스

민간약이라 일컬어져 예로부터 사용하고 있는 약의 대부분은 부작용이 없고 다른 약과 병용해도 무방하다는 특징을 가지고 있습니다. 프로폴리스도 그중 하나이며 물론 부작용도 없습니다.

일반적으로 약은 본래부터 지니고 있는 효력 이외의 작용을 하는 '부작용'이 있습니다. 예를 들면 결핵약인 스트렙토마이신을 계속해서 복용하면 사람에 따라서 귀가 잘 들리지 않는 경우가 있습니다. 그 밖에 약이 간장을 해친다든지 식욕부진, 현기증, 손발 저림, 관절통 등 여러 가지 부작용을 수반하는 경우도 있습니다.

잘 듣는 약이라 할지라도 부작용이 겁이 나서 복용할 수 없다면 약의 본래 효능을 충분히 발휘할 수 없습니다. 그러한 불안요소가 없는 것이 바로 프로폴리스입니다.

프로폴리스의 특성 중 하나인 강력한 진통작용은 일설에 따르면 코카인보다 뛰어나다고 하지만 코카인과 다른 점은 부작용이 없다는 점입니다.

프로폴리스에는 진통 외에 마취 작용이 있기 때문에 유럽에서는 치경출혈, 치통, 구내염 등에도 효과가 있다고 알려져 있습니다. 이러한 증상에 쓰일 때도 부작용이 없어서 안심하고 사용할 수 있습니다.

10
벌꿀이나 로열젤리와는
이것이 다르다

　꿀벌의 산물로서 일반적으로 널리 알려져 있는 것은 벌꿀과 로열젤리입니다. 프로폴리스도 꿀벌이 만들어내는 산물이지만 벌꿀, 로열젤리, 프로폴리스는 개별적으로 전혀 다른 특성·작용·효과를 가지고 있습니다.

　벌꿀은 알다시피 꿀벌이 모아온 성분이고 수컷과 일벌의 식량이 됩니다. 한방의 옛 책에는 벌꿀이란 '느낌은 달고 보통 독은 없다' 고 소개되어 있습니다.

　벌꿀을 한방에서 쓰게 된 것은 중국에서부터인데, 당시는 양봉이 없었던 시대로 벌이 바위틈에 집을 짓고 그곳에 모으는 벌꿀을 채취했기 때문에 석밀(石蜜, 요즘은 석청이라 부릅니다.)이라 불렀습니다. 석밀은 오장의 활동을 돕고 불로장수의 효과가 있다고 해서 대단히 귀중히 여겨졌습니다.

로열젤리는 벌의 인두선(咽頭腺, 인간의 타액선에 해당)에서 분비된 일종의 호르몬과 같은 것입니다. 여왕벌은 로열젤리를 에너지원으로 삼아 1일 2천 개 안팎의 알을 낳습니다. 그 강력한 힘이 내장의 활동을 활발하게 하고 자양과 강장에 효과가 있다고 해서 옛날부터 로열젤리가 귀하게 쓰이고 있습니다.

최근에는 건강유지나 체력증강보다 미용에 효과가 있다고 해서 로열젤리를 애용하는 여성들도 증가하고 있습니다. 벌꿀과 로열젤리는 성분이 다르다고는 하지만 건강증진에 여러 가지 효과가 있는 것은 공통적인 특징입니다. 그리고 자연요법 중에서도 탁월한 효과를 지니는 식품으로서 세계적으로 애용되고 있습니다.

어느 식품 회사에서는 직원의 "어릴 적 감기에 걸렸을 때 어머니께서 벌꿀에다 레몬즙을 섞어 주셔서 마셨습니다."라는 말에서 힌트를 얻어 벌꿀과 레몬을 혼합한 청량음료를 만들어 크게 히트했습니다.

그러나 프로폴리스의 경우는 특히 항균성, 바이러스 억제효과, 항염증작용, 항산화작용 등의 효과에서 벌꿀이나 로열젤리보다 더 탁월한 효용을 보입니다. 또 앞에서도 말했지만 방부제를 비롯해서 바이올린의 니스, 접착제 등 그 용도가 폭넓고 다양한 것이 특징입니다. 유럽이나 러시아, 미국에서는 약효를 선전하며 시판하는 제품도 있습니다.

11
강력한 살균력과
혈액의 정화작용

강력한 살균력을 가지고 있는 프로폴리스 조성비를 크게 분류하면 50%의 수지(樹脂), 30%의 밀랍(蜜蠟), 10%의 정유(精油) 등의 유성성분, 그리고 5%의 화분(花粉), 나머지 5%가 유기물이나 미네랄입니다.

특히 프로폴리스의 미량(微量)영양소 중에는 세포의 대사에 중요한 역할을 하는 미네랄이나 비타민류 외에 식물의 정수라고 할 수 있는 플라보노이드(Flavonoid, 식물색소)의 함유량이 극히 높습니다. 플라보노이드는 혈액을 깨끗하게 하고 세포막을 강화해서 세포활동을 활발하게 하는 작용을 합니다. 그리고 바이러스 등이 침범하지 않도록 강한 조직을 형성합니다.

항균작용은 플라보노이드의 활용이라 생각합니다. 플라보노이드는 항알레르기 작용 외에도 진통, 지혈, 소염 등에도 효과가 있습니다. 그런데 더욱 놀라운 것은 프로폴리스에 포함되어 있는 플라보노이드란 성분은 한방에서 쓰이는 황백에도 다량 포함되어 있다는 점입니다.

황백을 함유한 한방약은 주로 해독, 해열, 염증 진정, 구토, 설사 예방의 내복·외용약으로 쓰입니다. 최근의 약리학 연구에 따르면 이 황백 작용은 플라보노이드의 효용과 유사해서 항균작용, 항염작용도 한다고 합니다. 황백을 원료로 한 한방의 위장약에는 '백초(百草)'가 있습니다.

옛날 그리스에서는 프로폴리스를 처음으로 사용한 사람이 승려였다는 기록이 있습니다. 따라서 이러한 종류의 약에는 어떤 공통점이 존재한다는 생각이 듭니다.

12
한방의 밀랍에
프로폴리스가 함유되어 있다

흔히 한방에서 본초서라고 하면 약초학서, 약물학서를 의미합
니다. 한방의 고전인 『신농본초경(神農本草經)』(후한시대의 책)에 밀
랍 얘기가 있습니다.

벌집의 주성분 물질인 밀랍을 그 책에서는 "지혈, 진통 등의
효과가 있고 소양의 건강증진에도 쓸모가 있다."라고 소개하고
있습니다.

다시 말해서 한방에서 말하는 밀랍은 프로폴리스와 비슷한 효
과가 있습니다. 조제(調劑)한 밀랍에는 프로폴리스가 혼합되어 있
다고 볼 수 있습니다.

약 1,800여년 전에 쓰였다는 『신농본초경』에는 365종류의 생
약(약초와 동물, 광물 포함)이 소개되어 있지만 밀랍을 사용한 한방
외용약으로 자운고나 신선태을고(神仙太乙膏)가 유명합니다.

특히 신선태을고는 화상이나 벌레 물린 데, 아기가 기저귀로 살갗이 짓물렀을 때, 타박상, 찰과상, 치질에도 잘 듣는 연고로서 일곱 가지의 생약(당귀, 계피, 대황, 작약, 지황, 현삼, 백지)을 참기름으로 추출해서 밀랍으로 굳혀 만든 것입니다.

신선태을고는 연갈색으로 독특한 냄새가 있지만 앞에서 기술한 바와 같은 증상으로 고생하는 환자에게 주로 권하는 연고입니다. 신선태을고에 프로폴리스를 한두 방울 떨어뜨려서 잘 혼합해 사용하면 더 많은 효과를 얻을 수 있습니다.

한방에서는 벌꿀의 약효를 신뢰하고, 벌꿀을 사용한 약이 여러 가지 있습니다. 옛날부터 사용되고 있는 프로폴리스는 부작용이 없어 한방약과 공용해서 활용하는 이점이 있습니다.

벌꿀을 한방재료로 쓰는 이유는 그 자체의 효용도 있겠지만 접착제로서의 역할도 있기 때문입니다. 한방에서 환약을 만드는 방법으로 연밀(煉蜜)을 이용하는 밀환(蜜丸)이 있습니다.

13
약리효과가 기대되는
프로폴리스가 들어간
팔미지황주(八味地黃酒)

연밀(煉密)이란 벌꿀을 태우지 않고 오랫동안 찐 것을 말합니다. 여덟 종류의 생약으로 만들어지는 팔미지황환(=八味丸)은 생약을 분말로 섞어서 연밀로 굳힌 것입니다.

현재 팔미지황환은 건강 유지와 보호에 사용되고 있습니다. 건강보호에 사용하는 것은 옛날의 환약이 아니라 같은 재료를 쪄서 만든 농축액체입니다. 즉, 팔미지황환료(달인 약) 또는 팔미지황탕의 농축액체란 이유제(離乳劑)로 벌꿀은 들어 있지 않습니다.

팔미지황환은 농축액제의 감미료에 벌꿀을 사용한 매실주를 마시면 좋다고 권하고 있습니다. 그러면 대부분의 환자들은 "술을 마셔도 좋습니까?"라고 되묻기도 합니다. 실은 팔미환에 함유되어 있는 지황은 현삼과에 속하는 다년초의 뿌리로 혈당강하작용, 이뇨작용, 혈액응고 억제작용이 있으며 완화제로서의 효과도 있습니다. 또한 성인병에 잘 듣는 생약이지만 사람에 따라서는 식욕부진 등의 위장 장애를 일으킬 때도 있습니다.

이러한 작용을 술로 예방하는 것은 술의 약리효과를 기대하기 때문입니다. 팔미지황환의 농축액체에 물을 넣고 벌꿀이 들어간 매실주를 섞어 마시면 됩니다. 프로폴리스는 마시기 전에 두어 방울 떨어뜨리면 좋습니다.

프로폴리스가 들어가는 팔미지황주를 만들 때는 매실주를 너무 많이 넣으면 안 되며, 프로폴리스도 너무 많이 넣으면 좋지 않습니다. 그 이유는 만작(晩酌) 대신 조금씩 마시는 것이므로 약도 얼굴을 찡그리고 마시는 것보다 즐겁게 마시는 것이 효과가 좋기 때문입니다. 프로폴리스를 응용한 예는 3장에서 소개하겠습니다.

14
왜 프로폴리스는
잘 알려지지 않았는가

프로폴리스 성분은 꿀벌이 모아오는 꽃이나 나무의 종류에 따라서 조금씩 달라지지만 프로폴리스가 약용자원으로 연구되지 않은 것은 어떤 이유 때문인지 모르겠습니다.

한방약 중에도 꿀벌이나 밀랍을 사용한 것이 있으니 꿀벌의 약리효과는 여러 가지로 활용해 왔던 것이 확실합니다. 그러나 프로폴리스에 관한 문헌이 없는 것은 꿀벌의 생태계와 관계가 있는 것이 아닐까 생각합니다.

꿀벌은 생존을 방해할 만한 자연환경 하에서 벌집 내부를 보호하고 외적의 침입으로부터 자신을 보호하기 위해 프로폴리스를 필요로 합니다. 이런 환경에서는 프로폴리스 채취가 쉽고 연구대상이 되기도 쉽습니다.

그러나 지금은 기후가 온화해서 여러 가지 식물이 잘 자라고 있으며, 꿀벌이 프로폴리스를 모으는 수목의 종류도 다양하고 일정하지 않기 때문에 성분도 각양각색입니다. 좋은 환경 탓에 꿀벌은 프로폴리스를 다량으로 필요로 하지 않게 됩니다.

이러한 상황 탓에 프로폴리스의 채취와 연구가 어렵지 않았나 하는 생각이 듭니다.

15
얼굴 사마귀는
하루에 한두 번 바르면
사라진다

프로폴리스를 마시는 방법은 미지근한 물이나 우유에 몇 방울 떨어뜨려 마시는 것이 일반적으로 널리 알려져 있습니다. 그러나 프로폴리스 연구소의 이토 씨는 나의 얼굴을 뚫어지게 바라보더니, "선생님, 얼굴에 난 사마귀는 프로폴리스로 충분히 없어집니다. 한번 시험해 보시지요."라며 얼굴에 바를 것을 권했습니다.

무엇이든 좋다고 권하면 흥미를 느끼는 나는 곧 얼굴에 난 사마귀에 프로폴리스를 발랐습니다. 사마귀는 아랫입술 아래쪽에 생겼으며 정식 명칭은 '표재성 피부종양(表在性皮膚腫瘍)'입니다.

폴립의 일종으로 사마귀의 표면이 각화되어서 굳어져 있고 조금 길쭉해서 세수할 때는 신경이 쓰일 정도였습니다. 사마귀 끝은 손톱으로 꼬집으면 피가 날 때도 있었습니다. 신경이 꽤 쓰이는 사마귀여서 이토 씨의 권유대로 프로폴리스를 매일 1~2회 발랐습니다.

프로폴리스를 바르기 시작한 후 약 1개월 정도 지나자 원추형이며 밑면이 넓었던 사마귀가 뿌리 쪽이 점점 가늘어지고 길이도 조금씩 늘어나며 하늘거리면서 색깔이 점점 검어져 갔습니다.

사마귀가 변하는 모습을 지켜보면서 계속해서 매일 2회씩 손끝으로 프로폴리스를 발랐습니다. 거울을 보지 않아도 촉감으로 쉽게 알 수 있었습니다. 그런데 점점 사마귀의 뿌리 쪽이 가늘어지더니 언제 사마귀가 떨어져도 거의 이상하지 않을 정도까지 되었습니다.

사마귀가 떨어지기 전에 사진이라도 한 장 찍어 두려고 큰아이에게 부탁했습니다. 정면과 측면의 사진을 몇 장 찍어 두었는데, 다음날 아침에 눈을 떠보니 사마귀가 떨어져 있었습니다. 출혈도 없었고 통증도 느끼지 못했습니다.

그 후에도 얼마 동안 계속해서 프로폴리스를 발랐더니 사마귀 자국이 눈으로 식별할 수 없을 정도로 깨끗해졌습니다. 프로폴리스를 바르기 시작한 지 1개월 반 만에 사마귀가 완전히 사라진 것입니다. 프로폴리스의 내복 효과에 대해서는 알고 있었지만 피부에 발라서 사마귀 자국까지 없어질 줄은 미처 생각지도 못했던 일입니다.

16
내복약이나 외용에도
효과가 있는 이유

프로폴리스에는 종양 증식 억제효과와 염증을 억제하는 작용이 있다는 것을 여러 사람들에게 들어서 알고 있었지만 복용 외에 사마귀에 바르는 것처럼 외용에도 효과가 있다는 사실이 정말 놀라웠습니다.

일반적으로 약이라면 먹는 약(內服藥)이나 상처에 바르는 피부용이 있지만 한 가지 약이 내복이나 외용으로 같이 쓰이는 경우는 흔하지 않습니다. 그런데 프로폴리스는 어느 쪽에도 사용할 수 있으니 이렇게 편리한 물질은 드물다고 말할 수 있겠습니다.

왜 마셔도 좋고 발라도 효과가 있을까요? 내가 체험한 바로는 위궤양이나 기타 소화기의 치료나 예방을 위해 마신다든지 또한 암의 초기에 먹기 시작한 사람이 많았고, 복용하는 예가 대부분입니다.

프로폴리스를 계속해서 마시면 효과가 있는 이유는, 프로폴리스에 함유되어 있는 여러 종류의 유효물질(抗菌性)이나 바이러스 증식생성을 억제하는 작용, 조직배양으로 종양 증식에 대한 억제효과 등이 있기 때문입니다. 이러한 효과들은 여러 나라의 연구보고나 치료사례, 임상사례에서도 명백하게 밝혀져 있습니다.

꿀벌의 벌집 속에서는 바이러스나 박테리아가 전혀 관찰되지 않습니다. 그 이유는 프로폴리스가 유해한 미생물을 죽이는 항생물질 작용을 하기 때문입니다. 그 물질을 우리가 몸속에 넣음으로써 같은 효과가 나타난다는 것이 지금까지 연구자들의 견해입니다.

본인도 실제로 복용하고 사마귀에 발라서 그 사실을 입증한 셈이지만 프로폴리스에 함유되어 있는 성분 하나하나가 몸속이나 표면세포를 활발하게 함으로써 외부에서 침입하는 병원균이나 알레르겐(알레르기의 원인이 되는 것)을 세포상태에서 쫓아버리는 것입니다.

얼굴의 사마귀가 없어진 뒤 아무런 염증도 일어나지 않는 것은 한번 파괴된 세포가 원상회복되는 것을 촉진시키는 성분이 프로폴리스에 함유되어 있기 때문이라고 생각합니다.

따라서 알레르기성 피부염, 급성 피부병, 식중독의 두드러기

등의 피부병이나 화분증, 개농증(蓋膿症) 같은 불쾌한 증상으로
고생하는 사람은 내복과 외용을 겸하여 프로폴리스를 사용하면
한층 더 나은 효과를 기대할 수 있을 것입니다.

하바나(Havana)의 프로폴리스 신약

몇 해 전 쿠바 공산당기관지인 『그랜마』에 게재된 기사입니다.

인체를 상하게 하고 치료가 곤란한 기생충 램브리아(편모충, 原蟲)에 프로폴리스로 만든 사탕이 사용되고 있다. 하바나의 라펠 프레이 데 앤드라드 병원에서는 소관구역의 어린이에게 프로폴리스로 만든 이 신약을 처방했다. 지금도 이 신약을 아이들이 쉽게 복용하고 있다.

인간과 꿀벌의 관계

인간이 벌꿀이나 밀랍을 진중(珍重)하게 여기는 것이나 구약성서나 불교의 경문 중에 '봉밀(蜂蜜)', '밀(蜜)' 등의 단어가 있는 것으로 보아 인간과 꿀벌의 관계는 옛날부터 밀접했다는 것을 알 수 있습니다.

벌은 유충(幼蟲)이나 스스로의 영양원으로서 화분이나 꿀을 모으기 위해 많은 꽃을 찾아서 화분을 매개합니다. 과수원이나 하우스 재배 등에서는 수분(受粉)하는 데 벌을 이용하는 방법이 시도되어 각지의 사과밭에서 벌을 키우는 등 벌은 오랜 옛날부터 인간문화와 생활에 공헌하여 왔습니다.

원료가 되는 수목

꿀벌이 프로폴리스를 만들기 위해 이용하는 나무로는 유칼립투스, 포플러, 버드나무, 전나무, 분비나무, 당송, 적송, 삼목, 계수(桂樹)나무, 칠엽송, 각종 벚나무, 떡갈나무, 자작나무 외 뽕나무과, 옻나무과, 너도밤나무과, 개암나무과, 대두과, 목서과, 꼭두서니과, 느릅나무과 등이란 것을 알게 되었습니다.

이들 수목의 수피(樹皮)에서 채취한 수지에 밀랍이나 타액분비물을 혼합해서 벌집수리나 보강 또는 벌집 안의 청정(淸淨)에 이용하고 있습니다.

제 2 장

전문의도 놀라는
여러 가지 약효

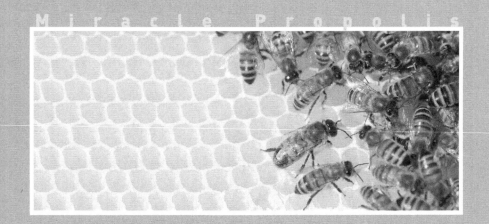

1
BCG요법(방광폴립 치료제)을 중지하고 프로폴리스를 마시다

프로폴리스 원액의 생산지로 널리 알려진 브라질에서는 현지 인들이 채취한 프로폴리스를 주머니에 넣고 다니다 몸에 이상이 생기면 바르거나 물로 마시는 모양입니다. 그래서 브라질 의사 는 별 볼일 없는 사람들이라면서 프로폴리스를 사용하고 있다고 합니다.

나는 어려서부터 몸이 약해 여섯 살 때 폐렴을 앓았는데 한 달 동안이나 열이 내려가지 않았다고 합니다. 그때 어머니께서 인 근 지방에 가서 말고기(馬肉)를 구입해 와 가슴과 등에 습포하고, 1일 2회씩 갈아 붙여서 열을 내린 경험이 있습니다. 그 후 20대 에 폐결핵, 40대 후반에 직장폴립, 60대 가까이 와서는 위궤양 (초기 암)을 진단받고 수술을 하였습니다.

수술 후 갑자기 혈뇨가 나와서 검사해 보니 방광폴립이 발견되었습니다. 직장폴립은 절제수술로 끝났지만 방광폴립은 세 번의 절제수술 뒤에 다시 국립 암센터에 입원해서 결핵균을 약독화(弱毒化)한 BCG 방광주입요법을 받으면서 겨우 효과를 보았습니다.

수술 후 2년 뒤인 1990년 5월에 검사한 결과 처음에 폴립이 있었던 자리가 조금 부풀어 올라 폴립이 재발한 것 같다는 소견을 들었습니다. 아마 서서히 BCG 효과가 끝나는 시기였던 모양입니다.

나는 BCG요법이나 수술을 싫어했습니다. BCG요법은 약독결핵균의 생균백신을 방광 내에 주입해서 폴립을 치료하는 방법으로써 주1회, 총 여덟 번 주입합니다.

그때도 견디기 힘들어서 여섯 번만 하고 치료를 그만두었는데 웬일인지 앞에서 말한 대로 폴립이 사라졌습니다. 견디기 어려웠던 것은 2회째 주입 후에는 5분마다 화장실에 가게 되고, 배뇨 시에는 통증과 함께 혈뇨가 나오며 미열이 나타났던 것입니다.

이 치료는 출혈성방광염 상태가 되어 방광 내부가 한 꺼풀 벗겨지면서 폴립도 떨어지는 요법이니 출혈이나 통증은 참아야 했지만 배뇨 시의 통증과 불쾌감은 견디기 어려웠습니다.

2
암센터의 의사도 주목한
방광폴립 완치

폴립이 재발견되어 통증을 다시 경험한다는 것과 수술을 한다는 것은 대단히 힘겨운 일이었습니다. 그러던 어느 날 생각해 낸 것이 바로 프로폴리스였습니다.

앞서 말한 바와 같이 1년 전에 프로폴리스를 바르고 입술 밑의 사마귀가 사라진 일이 있었기 때문입니다. 연구소에서 보내준 30그램의 브라질산 원액의 프로폴리스를 아침, 저녁으로 1일 2회, 한 컵에 10방울씩 떨어뜨려 미지근한 물에 타서 마시고 3개월 후인 8월에 암센터에서 방광경검사를 받았습니다.

그랬더니 폴립이 소멸되었다는 결과를 들었습니다. 나도 놀랐지만 나보다 더 놀란 사람은 주치의였습니다.

프로폴리스를 마시고 있으니 효과가 나타난 것이 아닌가 생각한다고 주치의에게 말했습니다. 대부분의 의사들은 프로폴리스를 사용한 예도 별로 없고, 그것이 어떤 것인지도 잘 모르기 때문에 백신이나 항생 작용을 한다고 아무리 설명을 해도 임상사례가 없으니 믿을 수 없다고 말합니다.

그러나 국립 암센터의 의사는 나의 방광 내 폴립(정확하게는 표재성 방광종양)이 어떠한 처치도 하지 않았는데도 재발하지 않은 것에 깊은 관심을 나타내면서, 그 후 자료가 필요하다고 말했습니다. 경과 과정을 주치의 선생님께 보냈더니 기초연구실 의사들이 프로폴리스에 흥미를 가지고 실험을 구상하는 것 같았습니다.

3
종양 증식을 억제하고
폴립 재발 방지

　방광폴립이 사라진 것은 프로폴리스의 종양 증식, 생장 억제 효과의 영향인 것 같습니다.

　방광폴립은 3개월마다 경과 관찰을 하기 때문에 통원을 계속 하였습니다. 폴립은 재발한다는 것을 체험적으로 잘 알고 있었기 때문에 방광경 검사에서 폴립의 그림자가 전혀 발견되지 않았다는 사실은 기적이라고 할 수 있습니다.

　서양 의학에서는 임상사례가 무엇보다 우선입니다. 의사가 권유한 약이 뒷받침되지 않으면 안 되기 때문입니다. 프로폴리스란 생소한 민간약에 머리를 갸우뚱하는 것은 당연한 일이기도 합니다.

　한방에서도 생약의 단독성분은 알고 있어도 둘 이상의 혼합처방이 되면 각각 어떤 성분끼리 작용해서 새로운 효과(상승작용이나 상실작용 등)를 낳는지 불분명한 점도 많습니다.

한방의 처방 자체가 복잡한 성격을 가지고 있다는 것을 알고 있기 때문에 프로폴리스 성분이 여러 가지로 연구되어 단품(單品)으로 알고 있다 해도 그것이 현대 화학, 약리학 수준에서 어떠한가의 해답은 지금 단계에서는 명확하지 않습니다.

폴립이 완전 소멸되었다고 설명해도 서양의학에서는 믿어주지 않겠지만 '사실은 소설보다 신기하다' 는 속담도 있듯이 그 후 3개월마다 검사를 받고 있지만 폴립의 재발은 발견할 수 없어서 프로폴리스의 효과를 믿고 있습니다.

사실은 이 이야기와 관련해서 꼭 말하고 싶은 내용을 다음 코너에 싣습니다.

4
대장폴립 수술 후
경과가 순조롭다

1990년 8월에 방광경 검사를 받았지만 그로부터 약 1개월 전인 7월경 새벽에 갑자기 하혈을 했습니다. 직장폴립 수술(1974년) 후에 조설(造設)한 인공항문에서 선혈이 쏟아지기 시작한 것입니다.

다량의 출혈로 빈혈이 심해서 결국 저단백혈증이 되어 철분제나 아미노산 정맥주사를 계속해서 맞았습니다. 이후 검사한 결과에서 우결장에 종양이 있는 것이 발견되었습니다.

방광폴립이 사라졌다고 기뻐한 것도 잠시, 이번에는 대장에 생긴 것으로 봐서 나의 몸은 폴립이 잘 생기는 온상체질인지도 모르겠습니다. 수술을 결정한 후 우리 병원 외과전문의의 도움으로 중앙병원에 입원해서 1990년 10월 중순에 수술을 받았습니다.

빈혈과 저단백혈증도 있고 체력도 저하되어 있었기 때문에 수술 전에 수혈도 받았습니다. 나에게는 세 번째 개복수술(직장폴립 수술 후 1983년에 위궤양과 초기암으로 위 절개수술을 받았음)이 됩니다.

　프로폴리스를 권해 준 이토 씨도 일부러 문병까지 와서, "선생님, 이렇게 회복이 빠른 것은 프로폴리스 덕이니 프로폴리스를 계속해서 마시도록 하세요."라고 권하며 더 적극적으로 말씀하신 것이 기억에 남습니다.

5
한방과 프로폴리스 병용으로
자연치유력을 높인다

대장폴립 수술을 담당해 주었던 의사 선생님도 프로폴리스에 대해서 큰 관심을 가지고 있는 것 같았습니다. 그것은 내가 한방 전문가란 사실과 나의 병원에 찾아오는 환자들의 진료를 보고는 한방에도 관심을 표시했습니다. 한방이나 프로폴리스 같은 민간약이 잘 듣는다는 것은(아직 프로폴리스를 약으로 인정하지 않음) 병 그 자체가 낫는 것이 아니라 인체에 저항력과 면역력을 높여준다든지 병의 원인이 되는 체질을 개선한다는 인식을 갖게 합니다.

다시 말하면 인체가 가지고 있는 자연치유력, 회복력을 높여주면서 치유를 유도해 가는 것과 마찬가지로 프로폴리스도 마신다든지, 피부에 직접 발라야만 효과가 있는 것은 아닙니다.

그러한 관점에서 대장폴립이 발견되자마자 프로폴리스를 매

일 아침저녁으로 10방울씩 미지근한 물에 타서 계속 마신 것입
니다. 수술 후 얼마 동안은 마실 수가 없었습니다. 2주간 단식으
로 수분을 일절 입에 댈 수가 없었기 때문입니다.

나는 가끔 편자광(片仔廣)이란 환약을 입에 넣고 녹여 먹었습니
다. 덕택에 장 활동이 좋아지고 수술 후 4일째는 가스가 나오고
위험도 넘겼다는 생각이 들었습니다.

전에는 60킬로그램이던 체중이 위 수술 후에는 45킬로그램
으로 줄었고 대장폴립 수술로 최근에는 37킬로그램으로 줄었습
니다.

2주간의 단식은 괴로웠지만 단식 효과도 있었고 퇴원 후에는
몸의 회복도 순조로워 3개월이 지난 1991년 1월에는 체중도 7킬
로그램 증가해서 44킬로그램으로 회복되었습니다. 퇴원 후에는
항암제와 한방의 십전대보탕 농축액, 가미소요산 농축액을 병용
해서 마셨습니다.

물론 프로폴리스도 전과 같이 마셨습니다. 십전대보탕은 전신
이 너무 쇠약하여 빈혈이 심하고 위장도 약한 데다 몸이 꼬챙이
처럼 허약한 사람이라든지 큰 병이나 만성병을 앓고 있는 경우,
또는 나처럼 수술 후 몸이 허약해졌을 때 복용하는 한방약이며,
가미소요산은 수혈 후의 간염 예방을 염려해서 병용했습니다.

여담이지만 언제인가 간경변으로 복수가 찬 환자에게 십전대
보탕을 병용해서 효과를 본 경험이 있습니다. 복수가 확실히 없

어지는 것 같았습니다.

　그러한 경험도 있어서 한방과 프로폴리스의 병용으로 체력은 날마다 회복되어 갔습니다. 3월 중순부터는 출근할 수 있게 되었습니다. 이번 수술로 꽤 쇠약해졌지만 회복이 빨라진 것은 프로폴리스가 지닌 자연치유력의 덕택이 아닌가 생각합니다.

6
왜 프로폴리스인가

프로폴리스가 옛날부터 유럽이나 구미에서 건강보조식품 또는 의약품으로 일반인에게 애용된 이유는 내복용, 외용으로도 이용이 가능하며 감염증에서부터 노화방지, 만성병 회복 등 그 효력이 광범위하기 때문입니다.

민간약은 오랫동안 많은 사람을 통한 임상경험을 거쳐서 그 효과가 전해져 온 것입니다. 현대의학에 있어서 신약이 등장하기까지는 많은 절차와 비용이 듭니다. 약으로 사용할 수 있는 물질 탐색에서부터 시작해서 효과나 부작용에 관해서 실시하는 여러 가지 기초적인 동물실험과 몇 단계를 거치는 임상실험, 이러한 복잡한 과정을 통과해야 판매허가가 나오게 됩니다. 몇 년에 걸친 이러한 과정에 대한 시간적인 비용과 투여되는 예산이 수백억 원에 이른다고 알려져 있습니다.

이런 과정들을 거치고 제조된 약에서 몇 년 뒤에는 탈리도마이드(Thalidomide, 진정제·수면제 등)처럼 생각지도 못했던 부작용(임신 중에 복용하면 기형아가 태어남)이 생긴다든지 심각한 부작용으로는 사망사고가 일어나는 경우도 가끔 있습니다. 인류가 경험한 적이 없는 새로운 약, 새로운 물질에서는 생각지도 않았던 부작용이 몇 년 후에야 발견되는 일이 있습니다.

프랑스의 옛날 속담에 '약은 3대가 지난 뒤에 사용하라'는 말이 있습니다. 현대인은 과학이라면 과신하는 경우가 있고, 숫자로 표시된 자료가 붙어 있으면 그대로 믿고 사용하는 경우도 종종 있습니다. 그러나 실제로는 그러한 자료보다 오랫동안 계속해서 사용해 오고 있다는 사실이 더 중요합니다. 한방약도 그렇지만 프로폴리스도 2천년 이상의 사용 경험이 있고 더구나 오늘날까지도 꾸준하게 사용되고 있습니다.

의학의 진보가 나날이 달라지는 이 시대에 어떻게 민간약이 세상에서 주목을 받게 되었는가를 좀 더 진솔하게 생각해 볼 필요가 있습니다. 프로폴리스에 관한 체험을 소개하기 전에 '왜 프로폴리스인가'에 대해서 잠깐 나의 생각을 말할까 합니다.

외상이나 화상을 비롯해서 무엇이든지 잘 듣는다고 해서 브라질의 현지인들은 프로폴리스를 가지고 다닌다고 했지만 그들은 그것이 천연 항생물질(전혀 해가 없는 항생물질이란 사람도 있음)로서 인간의 자연회귀라고 생각하고 있는지도 모릅니다.

7
심신의 긴장을 푸는 독특한 향기는 삼림욕의 정수

프로폴리스에는 독특한 향기가 있습니다. 그것은 프로폴리스에 삼림의 수목이나 잎사귀에서 발산되는 휘발성분(화학성분)인 피톤치드(식물이 자기보호를 위해 발산하는 냄새로서 살균력을 지니며 삼림욕의 효과는 이 물질이 인체의 피로회복, 자율신경의 활성화 등에 작용한다고 함)가 함유되어 있기 때문입니다.

유럽 등지에서는 프로폴리스가 삼림욕의 정수라고 일컬어지고 있습니다. 수림이 자기보호를 위해 대기 중에 발산하는 피톤치드는 인간의 마음과 몸을 회복시키는 '숲속의 정수' 인 것입니다.

프로폴리스를 소개해 준 이토 씨의 프로폴리스 연구소를 찾은 적이 있는데, 그곳 소파에 약 30분 동안 누워 있었습니다. 그 연구소 내에서 풍기는 프로폴리스 향기를 실컷 흡수하려는 마음의 발로였습니다.

처음에 이토 씨는 이상한 눈빛으로 바라보다 곧 그 이유를 눈치채고, "역시 선생님입니다. 향기까지 버리기 아까워서 그러시죠? 푹 쉬세요."라면서 감탄했습니다.

나는 체면불구하고 그 향기를 즐겼는데, 약 30분쯤 있으니까 몸도 가벼워지고 기분도 상쾌해졌습니다. 과연 숲속의 정수라는 생각이 들었습니다. 누워 있으면서 꿀벌들이 본능적으로 이러한 정수를 모아서 자기생존을 위해 이용한다는 사실과, 자연의 혜택을 그대로 이용하고 있는 사실에 다시 한번 놀랐습니다.

지구상에 인류가 출현한 것은 지금으로부터 약 100만 년 전이지만 꿀벌 같은 곤충류는 약 3억 년 전부터 존재하고 있었습니다. 그 생명력의 비밀은 피톤치드를 흡수하면서 자연과 공존했기 때문이라 여겨지며 그것을 우리 인간들은 오랫동안 눈치채지 못했는지 모릅니다.

현대의학이 발달하고 많은 세월이 흘렀지만 자연으로 되돌아가려는 인간의 욕구가 강해지고 있습니다. 고도로 발달한 의학이 그러한 사실을 인식하게 하는 안목을 가르쳐 줬다고도 할 수 있겠습니다. 프로폴리스 연구소의 소파에 누워 있으면서 한방이나 민간약의 인기가 상승하는 현상이 그것을 뒷받침한다고 생각했습니다.

그런 뜻에서 앞으로 프로폴리스가 더욱더 많은 사람들에게 인정을 받아서 언젠가는 건강이란 자연의 혜택임을 알고 그에 고마움을 느낄 때가 있기를 기대해 봅니다.

8
위장을 튼튼하게,
감기몸살에도 한 몫

"만성병을 낫게 하는 것은 빚진 돈을 갚는 것과 같다. 참고
견디는 인내가 필요하다."   (중국 온구요법의 초보)

의학의 선인들은 여러 가지 함축성 있는 말들을 남겼습니다.
만성병은 참고 견디는 끈기가 있어야 하는데, 참기도 어렵고 빨
리 고치고 싶은 것이 바로 모든 병의 근원이라는 '감기' 입니다.

내가 아는 분의 딸은 1991년에 대학을 졸업했는데, 감기가 유
행하면 누구보다 먼저 앓아눕는 체질이었습니다. 4월부터 취업
을 해야 했기 때문에 건강한 몸을 만들기 위해 체질개선을 하려
고 우리 병원에 찾아온 것이 1990년 말이었습니다.

그녀의 경우는 위장이 약하고 감기에 잘 걸려서 갈근탕으로는
위가 묵직하기 때문에 자호계지탕을 마시도록 권하고 있었습니

다. 이것을 마시면 두통도 없고 식욕도 생기며 기분도 상쾌해진
다고 해서 그녀의 상비약이 되어 있었습니다. 먼저 위장을 튼튼
하게 하는 것이 선결문제라 생각하고 프로폴리스를 권해 보았습
니다.

이렇게 처방한 것은 감기가 유행했을 때도 갈근탕을 마시면
악화 없이 조속히 낫게 하려는 의도였습니다. 왜냐하면 그녀가
다니는 회사는 쉬는 날이 거의 없기 때문입니다.

처음에는 그녀가 위장이 약하다고 해서 갈근탕을 권하지 않았
지만, 위나 소화기의 치료와 예방에 프로폴리스가 도움을 준다
는 외국의 문헌을 읽은 일이 있기 때문에 먼저 프로폴리스를 마
시고 위장을 튼튼하게 한 다음 갈근탕으로 낫게 할 수 있다고 생
각했습니다.

또 한 가지 프로폴리스를 권하게 된 이유는 프로폴리스는 항
균작용뿐만 아니라 인플루엔자, 감기, 코, 기관지염증에도 효과
가 있다는 것을 본인이 실제로 마시고 치료한 경험을 통해 알고
있었고, 프로폴리스 증례(症例)를 다양하게 소개한 약학 전문지식
을 프로폴리스 연구가에게 들은 바가 있기 때문입니다.

프로폴리스에는 인플루엔자 바이러스의 증식을 억제하는 작
용도 있다는 것을 그녀에게 설명해 주고, 가지고 있던 샘플 세 개
를 주었습니다.

새해를 맞이하고 1991년 2월 중순, 걸프전쟁이 일어나 세계가

이라크와 다국적군과의 전쟁을 침을 삼키며 보고 있을 때였습니다. 그녀가 안부전화를 했습니다.

"나는 괜찮은데, 계속해서 프로폴리스를 마시고 있나요?"

"덕분에 올해는 아직까지 감기 한 번 걸리지 않았습니다. 올해 감기는 고열에다 설사까지 겹친다고 친구들이 아우성인데 누구보다 먼저 걸리던 제가 이렇게 건강합니다."

그녀는 밝은 목소리로 말했습니다. 그녀는 1990년 말, 내가 전해 준 샘플을 사용하고 있다고 했습니다.

처음에는 독특한 냄새 때문에 약간의 거부반응이 있었던 모양입니다. 한 컵의 우유에 2방울 정도 떨어뜨려 마셔보니 냄새도 중화되고 마시기도 쉬워서 매일 아침 계속해서 마신다고 했습니다. 마신 지 한 달밖에 안 되었지만 식욕도 자연히 솟아난 것 같다고 했습니다.

"뚱보가 되면 곤란하겠네요."라고 했더니 그녀는 기쁜 목소리로 대답했습니다.

"위장이 튼튼해지면 친구들과 어울려 맛있는 것을 찾아 먹으러 실컷 걸어 다닐 거라서 괜찮아요."

나는 그녀에게 매일 프로폴리스를 한 방울이나 두 방울이라도 좋으니 계속해서 마시라고 일러주었습니다. 만약 감기 기운이 있으면 갈근탕에 프로폴리스를 3~4방울 떨어뜨려 마시도록 권하고는 전화를 끊었습니다. 그녀 자신도 프로폴리스가 그렇게 빨리 효과를 나타낼 것이라고는 생각하지 못했을 것입니다.

오랫동안 계속해서 마시면 체질도 서서히 개선돼 가는 것은 한방약을 마시고 있어서 잘 알고 있을 것입니다. 그녀는 혹시 반신반의하며 마시고 있는지는 몰라도 프로폴리스의 효력이 외국의 문헌에 나타난 것과 같이 반드시 그녀의 위장을 튼튼하게 할 것이라 확신하고 있습니다.

위장이 튼튼하면 감기 초기에는 갈근탕으로 곧 퇴치가 될 것입니다. 그녀의 근심거리가 해소되어 활기찬 직장생활을 할 수 있기를 바라고 있습니다.

9
화상의 염증 제거와
화기 진정

『꿀벌과학』 9권 3호에 프로폴리스의 살균제로서의 효과에 대해서 다음과 같은 것이 소개되어 있습니다.

프로폴리스는 그 살균성으로 인해 각종 통증, 화상에 쓰이며 폐의 염증에는 흡입으로 대단한 효과를 올렸다. 1967년 소련에서는 프로폴리스를 이용한 '프로폴린 30'이란 물질을 정식으로 인가하고 의학 분야에서 사용하게 되었다.

'프로폴린 30'이란 프로폴리스를 알코올에 용해한 30%의 용액을 말하며 외용에 바르는 약으로 쓰이는 것입니다.
구 소련에서는 피부염이나 화상에 사용했는데 프로폴리스에는 염증(열이 나고 통증이 있는 병적 증상)을 억제하는 효과가 있고 항산화작용(抗酸化作用)도 있기 때문일 것입니다.

화상이 생기면 먼저 찬물로 씻습니다. 통증이 가라앉으면 바로 프로폴리스 액을 묽게 해서 환부에 바릅니다. 프로폴리스는 피부 표면에 유막처럼 퍼져서 외부의 공기를 차단합니다. 조금 달라붙는 느낌을 주지만 그것은 2차적인 산화를 방지하는 작용을 하기 때문에 통증이 사라집니다.

프로폴리스는 염증을 제거하고 환부의 열을 없애 줍니다. 염증은 처음부터 몸속에 있는 일종의 병적인 산화작용입니다. 프로폴리스의 항산화작용, 다시 말해서 소염작용이 피부 표면에서 유효하게 작용한다는 뜻입니다.

꿀벌이 스스로 채집한 프로폴리스를 벌집 내부 벽의 움푹 파인 데에 엷게 발라서 벌집을 수리 · 보강하여 부패방지를 하는 것과 같은 효과를 나타내는 것입니다. 그것은 곧 외부로 침입해서 활동하려는 세균류를 프로폴리스의 막으로 차단하기 때문에 피부의 화농을 미연에 방지합니다.

10
화상자국이
깨끗이 사라진다

　프로폴리스가 화상이나 피부병에 잘 듣는다는 것은 프로폴리스 연구소에서 알게 되었습니다. 연구소에 찾아온 어떤 부인은 요리 중에 실수로 뜨거운 물에 왼손을 데어서 바로 흐르는 찬물로 약 5분간 냉각시킨 뒤 딸이 프로폴리스를 발라주었는데, 곧 통증도 가라앉고 물집도 생기지 않았으며 부풀지도 않았다고 합니다.

　그 부인은 "4~5일이 지나 손등을 보니 매일 엷게 프로폴리스를 바른 부위가 검은 콩처럼 되었습니다. 이쑤시개 끝으로 피부를 벗기니 가죽이 오므라들며 벗겨지고 그 자리에 빨간 새살이 돋았습니다. 손으로 만져 보아도 아프지 않게 된 후에도 2~3일 계속해서 프로폴리스를 바르니 검은 콩 같은 피부가 완전히 떨어지고 화상 자국은 식별 못할 정도로 깨끗한 피부가 되었습니다."라면서 고맙다고 인사차 찾아왔다고 했습니다.

그 부인의 경우는 홍반성 열상이라 해서 피부의 표피만 빨갛게 된 가벼운 1도 화상이라 생각합니다.

주전자나 냄비 뚜껑을 잡다가 입는 가벼운 1도 화상은 프로폴리스를 표피에 엷게 바른 후 그냥 두면 통증이 사라지고, 2도는 수포성 열상이라 해서 물집이 생기는 상태의 화상입니다. 2도쯤 되면 물집이 생겨서 진피(혈관이 통하고 있는 피부의 깊은 부위)도 파괴되기 때문에 수포가 화농할 때가 있습니다.

그럴 때 조속한 처지를 취하지 않으면 화농해서 결국 자국이 남게 됩니다. 2도 화상은 곧 찬물에 화상 부위를 식힌 후 프로폴리스를 바릅니다. 넓은 부위에 화상을 입었을 때는 마유에 프로폴리스 다섯 방울 정도를 섞어서 바르면 좋습니다.

마유는 피부의 내부 깊숙이 침투해서 내부공기를 몰아내고 외부공기를 차단시켜 산화를 예방해 주기 때문에 프로폴리스와의 상승효과가 큽니다.

다시 말해서 프로폴리스만으로는 피부의 내부까지 침투하는데 시간이 걸리지만 마유를 섞으면 빠른 시간에 깊숙이 스며들뿐 아니라 강력한 살균력으로 수포 흉터가 거의 없어질 정도까지 됩니다.

11
심한 아토피성 피부염도
나았다

프로폴리스의 사용법과 효과에 대해서 연구소에서는 다음과 같은 지독한 피부습진의 예를 소개해 주었습니다.

45세인 주부는 겨울만 되면 더욱 심해지는 피부병 환자였습니다. 여러 가지 피부병이 있지만 30% 정도는 습진입니다. 습진은 아토피성 피부염과 같이 유전체질과 관계가 깊습니다.

즉 옻나무나 목걸이 등 금속 때문에 생기는 접촉성 습진, 기타 세균에 의한 것, 일광욕에서 생기는 경우도 있는데 그 어느 것이든 조기에 치료하지 않으면 온몸에 번지는 경우가 있습니다.

습진은 종류를 막론하고 가려움증을 동반하는 것이 특징입니다. 그녀의 말을 들어 보니 아토피성 피부염 같았는데, 아토피성 피부염은 생후 1~3개월의 갓난아기에서 사춘기 청소년에 이르기까지 폭넓게 나타납니다.

대부분 어른이 되면 자연히 없어지지만, 성인 여성의 경우는 남성보다 많이 나타나는 것을 볼 수 있습니다. 그녀는 어릴 때부터 이 피부병을 앓아 왔다고 했습니다. 의사에게 처방 받은 각종 연고나 스테로이드제도 계속 사용했다고 말했습니다.

특히 스테로이드제를 사용했을 때는 일반적인 가려움증은 진정되었지만 곧 되풀이되고, 게다가 내장까지 악화되어 도중에 중지한 모양입니다. 스테로이드제는 확실히 피부의 방어작용을 약화시키는 결점이 있기 때문에 오히려 병이 낫기 어렵게 만드는 경우도 있는데 그녀도 그 증상을 겪은 것이었습니다.

그러한 그녀의 증세를 듣고 난 후 곧 프로폴리스를 마시라고 권했습니다. 그녀도 처음에는 망설였지만 어쨌든 아토피성 피부염에 좋다는 얘기도 들었고, 또 효과가 없다 하더라도 밑져야 본전이란 생각으로 마시게 되었습니다.

아침에 일어나서 세수한 후 식전에 반 컵의 물에 프로폴리스를 2~3방울 떨어뜨려 마시고, 점심 전에도 같은 양, 잠자리에 들기 전에도 마찬가지로 1일 3회 계속해서 1개월간 실행했습니다. 그랬더니 처음 2주간은 몸 전체가 가려웠고 환부가 약간 부풀어 올라서 눌러 봤더니 통증도 있었다고 했습니다.

그러한 상태가 1주간 계속되었지만 프로폴리스는 계속 복용했다고 합니다. 이런 증상을 호전반응(병이 낫기 위한 일시적인 악화 상태)이라 하며, 이 시기를 거치는 것이 낫는다는 증거라 할 수 있습니다.

　그녀의 호전반응은 가렵고 부풀어 오르는 것을 1주일 단위로 반복하고, 그 후 1회의 양을 4~5방울로 늘리고 약 6개월 동안 계속하자 가려움증이 점점 사라지며 호전반응도 없어지는 동시에 그 전에 거칠었던 피부도 매끄럽고, 깨끗해졌다고 합니다.

12
프로폴리스를 넣은 마유로
습진 완치

프로폴리스를 마시기 시작해서 수개월 이내에 습진이 생기는 범위가 좁아지고 가려움증도 서서히 사라지면서 치료가 되었다는 프로폴리스 체험 특집기사를 읽은 적이 있습니다.

요즘 들어 가까운 사람들의 체험담을 직접 들으면서 효력의 확실성에 놀람과 동시에 여러 가지 습진 증상에 대한 활용방법으로 연구하면 더욱 폭넓은 피부질환 치료제로 프로폴리스를 적극적으로 권할 수 있겠다는 생각이 들었습니다. 지금도 우리 병원에는 아토피성 피부염 환자가 많이 찾아오고 있습니다.

그 중에는 유아 때부터 아토피성 피부염에 걸려 여러 가지 치료를 했지만 효과가 없어서 한방으로 낫게 하려고 찾아온 환자가 있었습니다. 복진(腹診)을 하니 하복부가 약해서 제하불인(臍下不仁, 배꼽 밑 마비) 상태였습니다.

이런 사람에게는 체질개선의 기본처방으로 육미환을 먼저 쓰고 온청음(溫淸飮)이나 소풍산(消風散) 등 피부에 잘 듣는 한방약을 권하고 있습니다.

그녀는 신경이 날카롭고 피부도 흰 편이 아니었습니다. 게다가 손바닥이나 발바닥에 식은땀이 나기 쉬운 체질이었습니다. 요즘은 의외로 그녀 같은 체질의 여성이 많은 것 같습니다. 이런 환자에게는 마유에 프로폴리스를 혼합해서 크림처럼 습진부위에 바르도록 권하고 있습니다.

다시 말해서 앞에서 말한 바와 같이 한방약을 복용하면서 체질을 개선하고 증상을 경감하면서 환부에는 마유와 프로폴리스를 섞은 것을 바르게 하는 양면 작전으로 치료를 진행합니다.

그런 경우 피부에 바를 만큼의 마유를 손바닥에 놓고 그 위에 프로폴리스를 두어 방울 떨어뜨립니다. 그것을 손끝으로 잘 섞은 후 습진 부위에 바릅니다. 아니면 처음부터 마유에다 프로폴리스를 혼합한 것을 사용합니다. 바르기 전에는 샤워를 해서 몸을 깨끗이 해야 합니다.

몸을 씻은 직후는 피부가 따뜻해서 살갗에 바르면 침투력이 좋아 효과도 빠릅니다. 프로폴리스만으로는 끈적거림이 있기 때문에 몸 전체에 바르기가 쉽지 않지만 마유와 혼합하면 그런 점은 해소됩니다.

바르는 요령은 강하게 비비지 말고 살짝 칠하는 기분으로 바르는 것입니다. 잠들기 전에 바르고 잤는데 다음날 아침에 가려움증도 없어지고 붉은 구진상(丘疹狀)의 발진이 작아져 있으면 효과가 있었다는 증거로 생각하면 됩니다.

무엇보다 매일 반복해서 꾸준히 바르는 것이 중요합니다. 개인에 따라서 다르지만 보통은 1개월 정도 지나면 증상이 사라져서 깨끗한 피부가 됩니다.

그런데 여기서 주의해야 할 점은 프로폴리스 혼합의 마유를 바르는 동안은 항히스타민제나 부신피질 호르몬이 혼합된 크림이나 연고 사용을 삼가야 한다는 것입니다. 그 이유는 그것들을 사용하지 않아도 효과를 기대할 수 있기 때문입니다.

13
어린이 피부습진에도 유효

    프로폴리스를 마유와 혼합해서 사용하는 것도 그 응용 중의 하나지만 또 다른 한방 연고를 첨가해서 쓰는 경우도 있습니다. 한방약이나 프로폴리스는 모두가 천연이기 때문에 병용해서 사용해도 아무런 부작용이 없으므로 안심하고 쓸 수 있는 점이 큰 장점입니다.

    앞에서 말했듯이 신선태을고나 자운고 등의 한방 연고와 병용도 권했지만 최근에는 프로폴리스를 쉽게 용해하고 피부 침투력이 뛰어난 마유를 병용하는 것이 좋다고 말하고 있습니다.

    유아의 피부는 매우 민감하기 때문에 약한 자극에도 반응하고 습진을 일으키기 쉽습니다. 젖먹이 아기의 경우는 먼저 입가나 귀 부근에 잔잔한 습진이 생기는 수도 있습니다.

    갓난아기는 머리 부분에도 습진이 생기고 그것이 손발에 퍼지고 얼마 안 돼 습진에 물집이 생기며 심하면 짓물러서 까칠하게 되고 건조해지며 부풀어 오릅니다.

손과 발에 퍼지기 전에 우선 프로폴리스를 묽게 만들어서 환부에 살짝 발라 주어야 합니다. 심하게 비비면 가려움증이 심하게 되고 습진도 악화되기 때문에 가급적 비비지 않도록 하는 게 중요합니다.

또 광범위하게 습진이 생겼을 때는 경우에 따라 마유에다 프로폴리스 한두 방울을 떨어뜨려 잘 섞은 후 바른 뒤 거즈 같은 것을 환부에 대고 붕대로 보호해 줍니다.

물론 바르기 전에 피부를 청결하게 해야 하고 밤에는 목욕 후나 샤워 후에 발라 줍니다. 갓난아기는 잠잘 때도 땀을 흘리기 때문에 몸을 깨끗이 하고 1일 2회쯤 정성껏 발라주면 습진은 차차 가라앉습니다.

14
피부병은 마시는 것보다
피부에 바르는 것이 좋다

프로폴리스가 피부병에 효과가 있다는 것이 외국의 임상사례 전문지인 『꿀벌과학』 9권 3호에 소개되어 있고 여러 가지 피부병에 널리 응용되고 있습니다. 러시아의 한 종합병원에서 실제 있었던 일입니다.

그 병원에서는 프로폴리스로 680명의 피부병 환자를 치료했는데, 성공률이 약 90%에 달했습니다. 더구나 부작용은 전혀 찾아볼 수 없었다고 합니다.

환자는 습진(170명), 신경성 피부염(312명), 영양불량성 궤양(65명), 기타 피부병(133명)으로서 프로폴리스가 함유된 징크유(Zine Ointment)와 연고를 사용했으며 다음과 같이 처치했다고 합니다.

만성습진, 신경성 피부염 환자에게는 연고를 1일 1회씩 국부에 엷게 바르고 그 위에 붕대를 감아주고, 징크유는 매일 30～40

방울씩 식전에 마시도록 했습니다. 만성습진은 손등이나 발, 팔꿈치의 안쪽, 무릎의 움푹 들어간 데 습진이 나타나고 심하게 되면 습진이 화농하는 경우도 있는데 치료를 시작한 뒤 5~6일이면 고름 분비가 적어지면서 피부가 부드러워졌다고 합니다.

환자들은 잠도 잘 자게 되었고 식욕도 생겼으며 무엇보다도 그들의 피부가 탄력성을 되찾았다고 합니다. 그 치료는 약 한 달 간 계속되었는데, 영양불량성 궤양을 앓고 있는 환자들 중에는 다른 약을 장기간 복용해도 효과가 없었는데 프로폴리스 연고를 궤양 부위에 바르니 상처가 소독되고 새로운 피부가 재생되면서 빨리 나았다는 사람들도 있었다고 합니다.

"프로폴리스 연고의 항균효과가 명확히 나타났다."는 것은 동병원의 치료보고(1964~1972)로서 프로폴리스 효과에 대한 놀라움을 선사했습니다. 종합병원에서 프로폴리스 연고를 만드는 등 다양한 연구와 응용을 하고 있는 사실과 실제로 사용해서 부작용이 전혀 없었다는 점이 대단한 흥미와 관심을 촉발시켰습니다.

15
한방과 현대의학을 병용한
프로폴리스의 응용

『꿀벌과학』에 소개된 바와 같이 프로폴리스의 응용에 대해 지금부터 더욱 주의 깊게 관심을 가져볼 필요가 있습니다.

동구권이나 구 소련 등의 종합병원에서는 프로폴리스를 원료로 한 여러 가지 약을 연구하여 사용했습니다. 그러한 생각에는 민간전승 의료와 현대의학을 접목하려는 선진적인 의료 노력이 한몫을 했습니다.

그들이 어떠한 연구를 한 것인지 한두 가지 예를 소개해 보겠습니다.

전항의 피부병 환자에게 사용한 것은 프로폴리스 함유의 연고와 프로폴리스 징크유입니다. 연고는 바셀린 80그램을 그릇에 담고 40~50도의 온도로 쪄서 20그램의 정제한 프로폴리스와 잘 혼합해서 거즈로 2회 정도 걸러서 만든 것입니다. 징크유는

100그램의 프로폴리스에 96도의 알코올 500그램을 첨가하고 그 액을 가끔 휘저어 섞으면서 그늘진 곳에 10일 정도 놓아두었다가 거즈로 걸러서 만들었다고 합니다.

1985년 나고야에서 개최된 제30회 국제양봉대회에 보고된 폴란드 측의 논문을 살펴보면 다음과 같은 내용이 있습니다.

프로폴리스 연고의 기제(基劑)에 대두유, 무수(無水)버터, 돼지기름(탈수한 생돈육의 지방), 밀랍을 사용하고 있다. 프로폴리스 연고의 효과는 프로폴리스의 비율뿐만 아니라 혼합된 물질에 따라 달라지며 바셀린, 라놀린과 같은 물질은 효과가 적었다.

16
백선병(白癬病, 쇠버짐)이
프로폴리스 연고로 완치

러시아 고리카의 피부병·성병 연구소에서는 프로폴리스를 연고로 만든 약을 사용해서 백선병, 피부결핵, 탈모증 등의 피부병을 치료하고 있습니다.

프로폴리스를 90도의 알코올에 용해해서 식물성 기름과 섞습니다. 그것을 천천히 증발시켜 점착성이 강한 연고가 될 때까지 가열해서 프로폴리스 50%의 연고를 만듭니다. 이 연고를 두부의 심부(深部) 백선병 환자(110명)의 국부에 직접 바르고 기름종이(기름종이가 없을 때는 거즈를 붙여도 괜찮습니다.)를 대고 치료한 결과 대부분 15일 내에 백선이 사라졌다고 합니다.

국부에 바르자마자 염증이 심해진 환자도 있었는데 3~5일 정도 지나자 가려움증이나 통증이 없어지고 치유가 빠른 사람은 4~10일, 늦는 사람은 15일 이내에 백선이 사라졌다고 합니다. 그리고 110명 중 97명의 환자는 그 후에 재발이 없었고, 상구(傷口)도 완전히 막히고 자국도 남지 않았다고 보고되어 있습니다.

두부백선이란 '백운(白雲)'이라 부르는 피부병의 일종입니다. 백선균이란 일종의 곰팡이가 원인이 되어 생기는 병으로 이 병은 사내아이에게서 많이 볼 수 있으며 무좀도 백선균이 원인이 되어 발생합니다.

17
무좀에는 한방연고와 병용하면 효과가 배가(倍加)된다

프로폴리스가 무좀에 좋은 이유는 강력한 살균력으로 백선균이란 곰팡이를 퇴치하고, 가려움증이 심하고 물집이 생기는 화농성 무좀에도 항염증 작용이나 화농균의 증식을 억제하는 효과가 작용하기 때문입니다.

이 효과는 여러 가지로 시험해 본 결과입니다. 지금까지 여러 가지 병의 치료 경험을 참고해서 한방약으로 처방하고, 또한 프로폴리스를 사용하는 환자의 체험을 기초로 한 것입니다. 나의 병원에 찾아오는 무좀 환자에게만 권하던 한방연고인 자운고나 신선태을고, 화타고(華陀膏, 유기산의 일종이 들어간 중국산 무좀 연고) 등으로 습성이나 화농성의 무좀에 꽤 효과를 보고 있었기 때문에 거기에다 프로폴리스를 첨가하여 사용하는 것이 보다 좋은 효과를 얻는다고 확신합니다. 위와 같은 증상을 가진 분들께 권하고 싶습니다.

18
대머리 치료에도 효과적이다

러시아의 임상의가 독자적으로 개발한 프로폴리스 연고 등을 써서 대머리에 효과를 보았다는 연구보고가 『꿀벌과학』 9권 3호에 있습니다.

머리카락이 빠지는 것도 피부병의 일종이므로 프로폴리스가 무좀, 기미, 주근깨 등 여러 가지 피부병에 효과가 있다는 것을 알면 이해가 되고도 남습니다. 이 연구는 지금으로부터 27년 전에 발표된 것으로 구 소련에서는 오래전부터 프로폴리스 연구가 진행되고 있었다는 증거입니다(탈모증의 연구).

'두발이 많이 빠지는 병의 연구'라 해서 50명 이상의 환자에게 시험했는데, 치료에는 프로폴리스가 30% 함유된 연고와 프로폴리스 알코올 추출액을 사용했습니다. 사용방법은 연고와 추출액을 매일 두부(頭部)에 문질러 강하게 마사지함과 동시에 식사에도 신경을 쓰고 체조와 운동을 했다고 합니다.

그런데 어떠한 식사를 했는지 또는 어떠한 운동을 했는지는 설명이 없었으며 다른 치료방법은 일절 사용하지 않았다고 합니다. 50명의 참가자 중 약 37%는 부분적 탈모로써 54%가 광범위한 대머리, 9%가 전체적인 대머리였습니다.

치료는 1년에서 길게는 5년 이상 계속되었다고 했는데 결과는 전체 82%의 참가자가 효과를 보았고, 완전 대머리에는 효과가 없었다고 합니다. 머리카락이 재생된 일부 참가자의 경우, 치료를 시작해서 2~3주간이 지나자 머리카락이 나오고 그 밖에는 1~6개월 정도 치료를 계속한 결과 머리카락이 나왔다는 내용입니다.

원형탈모증은 정신적 스트레스가 원인이 되어 일어나는 질환으로 정신안정 효과에 좋은 한방약으로 잘 치유되지만 광범위한 대머리나 전체적으로 아주 엷게 난 머리카락은 효과를 보기가 어렵다고 합니다.

그러나 전체적으로 82%라면 대단한 효과입니다. 머리카락이 재생하지 않았더라도 대머리의 진행이 멈추었다는 이 연구보고는 탈모로 고심하는 사람들에게 여간 반가운 소식이 아닐 수 없습니다.

19
탈모증에는 식사요법과 프로폴리스 두부(頭部) 마사지를 병용하라

정상인이라도 매일 50개 이상의 머리카락이 자연적으로 빠지고 새로운 모발이 재생한다고 알려져 있습니다. 하지만 자연적으로 빠지는 탈모의 진행이 빠르면 결과적으로 대머리가 됩니다.

20대에서 이마 쪽이 탈모되기 시작해서 윗머리의 머리카락이 엷어진다는 흔히 말하는 '젊은 민둥산'은 남성 특유의 탈모증입니다.

그러나 최근에는 젊은 여성들에게도 원인은 확실히 알 수 없지만 매일 아침 샴푸를 사용하고 잘 헹구지 않아서, 혹은 스트레스 때문에 탈모증이 생기는 경우가 증가하고 있다고 합니다. 올해 29세인 어느 회사 사장의 비서인 한 여성은 외국인과 빈번한 접촉이 있는데 언어 소통의 불편함으로 스트레스가 원인이 되어 탈모가 심해져 윗머리가 꽤 엷어진 것이 눈에 띄게 되었습니다.

가을에 우리 병원에 내원했을 때는 가엾어 보일 정도로 머리카락이 엷어져 있었습니다. 그래서 식사요법과 프로폴리스로 머리를 마사지하도록 권했습니다. 식사요법은 과거에도 다른 여성에게 몇 번 권해 효과를 본 일도 있었습니다.

모발의 주성분은 유황을 함유한 단백질이므로 모발 발육을 유지하려면 이 밖에 요오드나 탈모예방과 관계되는 비타민B2를 충분히 섭취할 필요가 있습니다. 유황을 함유한 단백질의 계란, 콩, 어패류, 요소를 함유한 해초류 그리고 비타민B2를 함유한 종실류(種實類), 버섯류 등을 식사 때 많이 섭취하도록 하였습니다.

또 스트레스가 쌓이는 일이 많기 때문에 칼슘이 많이 함유된 유제품이나 등푸른 생선, 마른 무 등으로 비타민C를 섭취해서 신경 흥분을 가라앉히고 스트레스에 강한 체질로 개선하도록 처방을 하였습니다.

이와 같이 식사상의 주의를 안내하면서 프로폴리스를 활용한 두피 마사지 방법에 대해서 다음과 같이 설명하였습니다.

먼저 프로폴리스를 기본약제로 연고를 만듭니다. 그때에 피부 깊숙이 스며드는 침투력이 강한 마유를 사용합니다. 마유 그 자체에도 발모효과가 있기 때문입니다.

제일 먼저 할 일은 마유를 왼손 바닥에 조금 올려놓고 거기에 프로폴리스를 한 방울 떨어뜨린 후 양손으로 비벼서 잘 섞습니다. 전에는 대머리로 고심하는 주부에게 마유만으로 두피를 마사지하는 방법을 제시한 일도 있었기 때문에 프로폴리스를 첨가하면 그 상승효과가 더욱더 클 것이라는 사실을 믿었습니다.

러시아의 의사도 프로폴리스 연고를 만들어 사용했다고 하는데, 그곳의 마유란 민간약을 기제로 한 프로폴리스 연고를 쓰는 것입니다.

20
탈모를 막는
프로폴리스 연고

탈모에는 앞에서 설명한 프로폴리스 연고를 두피에 마사지하면서 바릅니다. 마사지를 하는 이유는 모근을 자극해서 두부의 혈류를 좋게 하고 프로폴리스를 피부 깊숙이 침투시키기 위한 것으로 프로폴리스에는 혈액순환을 원활하게 하는 작용도 있습니다.

유럽이나 미국에서는 피부영양이나 회춘용으로, 혹은 모발보호, 대머리 예방책으로 프로폴리스를 함유한 화장품이나 샴푸도 판매하고 있고, 일본에서도 단계적으로 개발 중에 있습니다.

연고를 두피에 마사지할 때의 요령은 다음과 같습니다.

① 특히 후두부의 풍지(風池) 부분을 부지런히 누릅니다.
② 윗머리의 백회(정수리)에 양손을 대고 전후좌우로 각각 10

회 정도 누릅니다.

③ 백회에서 약 2센티미터 떨어진 곳을 전후로 10회 정도, 좌우에서 백회 쪽으로 똑같이 10회 정도 마사지합니다.

이와 같이 마사지를 한 다음 빗으로 가지런히 머리카락을 빗으면 됩니다. 위와 같은 방법으로 프로폴리스를 활용한 두피 마사지를 계속해서 3개월 정도 한 사람이 있는데, 지금은 탈모 부분에서 새로운 머리카락이 나고 있으며 머리카락이 빠지는 것도 줄어들었다고 합니다.

앞의 여성은 예전에는 머리를 3일에 한 번 정도 감았었는데, 지성(脂性)이기 때문에 매일 머리를 감도록 했고, 머리를 감을 때도 미지근한 물로 두 번씩 더 헹구라고 했습니다. 머리카락을 말릴 때도 드라이어를 쓰지 말고 흡수율이 좋은 수건을 써서 수분을 없애라고 당부했습니다.

그녀는 식사에도 주의하면서 이 방법을 활용해 치료를 시작한 후 6개월 정도 지나자 머리카락이 다시 나고 있다고 경과를 보고해 주었습니다.

프로폴리스 치료효과는 규칙적인 치료의 실시여부에 의해 좌우됩니다. 치료에 있어 가장 중요한 점은 끈기 있게 계속하는 것입니다.

21
프로폴리스 함유 벌꿀로
생리통 해소

프로폴리스를 먹기 시작한 지 약 1년 가까이 되었다며 찾아온 독신인 직장여성은 이런 체험담을 들려주었습니다.

그녀는 생리통으로 고생을 하다가 1990년 4월경 우리 병원을 찾아왔는데, 증상을 물으니 두통, 유방 통증, 요통, 불쾌감 등 생리할 때 기본적으로 나타나는 증상이었습니다.

특히 그녀의 경우, 요통이 심하고 생리를 시작하면 이틀째는 아침에 일어나는 것도 힘들고, 하루 종일 옆으로 누워서 쉬고 싶다고 했습니다.

회사에서 경리는 물론 잡무를 하지 않으면 안 되는 직장인이기 때문에 생리할 때 무리하게 출근하면 불안감이 생겨서 안절부절 못할 때가 많아 고민스럽다고 호소해 왔습니다.

어떤 상태이든 한방에서는 원인을 파악해서 원인이 되는 병을 찾아내고 체질에 맞는 약을 처방합니다만 그녀의 경우는 월경주기에도 이상이 없고 생리불순도 아니었습니다. 흔히 말하는 생리통(月經困難症)이었습니다.

생리통이라 해도 증상의 정도는 사람에 따라 개인차가 있는데 그녀와 같이 요통이 심할 때는 자궁내막증, 자궁염증, 자궁근종 또는 심할 경우는 자궁전후경굴 등이라고 생각할 수 있습니다. 또한 최근에는 스트레스에 의한 쇼크도 의심해 볼 필요가 있습니다.

그녀는 생리통이 시작될 때마다 진통제를 복용했는데, 이것은 일시적인 것뿐이고 근본적인 치료는 되지 않습니다. 그래서 프로폴리스가 함유된 벌꿀요법을 권했습니다.

프로폴리스는 벌꿀과 혼합해서 마시는 것이 가장 먹기 쉽다고 합니다. 일설에 의하면 프로폴리스가 함유된 벌꿀은 로열젤리를 대체할 수도 있다고 할 정도입니다. 여담으로 에베레스트에 처음으로 등정한 뉴질랜드 등산가이며 양봉업자인 힐러리 경의 스태미나 원(源)을 물었을 때 벌꿀을 말한 것은 너무도 유명합니다.

비타민이나 미네랄이 함유된 벌꿀에 진통작용이나 마취작용도 있는 프로폴리스를 섞어 마시는 것이 체력회복을 촉진하고 생리통을 완화시키는 효과가 있다는 것을 충분히 생각할 수 있습니다.

23
생리시의 요통이나
복통에도 좋다

생리통이나 심한 요통 증상을 호소한 사람의 경우, 프로폴리스를 함유한 벌꿀을 다음과 같이 만들어 먹으라고 했습니다.

벌꿀을 물 한 컵에 수저로 한 스푼 넣어서 잘 섞은 후, 프로폴리스를 3～4방울 떨어뜨려서 다시 잘 저어 혼합합니다.

이 특제 프로폴리스 함유 벌꿀을 생리예정일 일주일 전부터 1일 2회(아침식사 전과 잠들기 전) 마시게 했습니다. 몇 달 후 그녀가 병원으로 다시 찾아와서 말했습니다.

"생리가 시작되면서 프로폴리스는 5～6방울로 증량해서 마셨더니 첫날부터 출혈량이 전보다 많았고 2일째도 많았으며, 뱃속이 개운한 것 같았습니다. 그렇게 되다 보니 요통이나 복통도 없고 피로도 없어졌습니다."

지금은 완전히 프로폴리스 신자(信者)가 된 그녀는 보통 때는 삼백초(三百草, 한방서 중약이라 하는 이뇨, 구충제로 쓰임) 차를 아침저 녁 마시고 있습니다.

　삼백초 차도 프로폴리스와 마찬가지로 혈액순환을 돕기 때문 에 냉증인 그녀의 체질에는 잘 듣고 그것들이 서로 상승작용을 해서 생리통을 부드럽게 해주고 있는지 모르겠습니다.

23
백혈병이 치유되어 가는
초등학교 2학년 소녀

초등학교 2학년인 소녀가 4살 때 백혈병을 진단받아 그때부터 투병 생활이 시작되었습니다. 소녀의 병명은 급성임파성 백혈병으로 어린이의 혈액암 중에서는 가장 많이 볼 수 있는 병이었습니다.

이 병에 걸리면 한참 뛰어놀 나이인데도 기운이 없고 식욕이 없으며 탈수상태가 생기는 경우도 있고, 코피가 난다든지, 또는 백혈구 중의 임파구만이 이상 증가하고 과립구(顆粒球)가 감소하며, 감염 저항력이 저하되어 열이 나는 증상이 나타납니다.

병원치료로는 혈액의 흐름에 따라 온몸에 퍼진 백혈구 세포를 화학요법에 의해서 몸속 구석구석까지 약물을 침투시켜 사멸시키는 방법을 취합니다. 그 때문에 몸의 상태를 가능하면 빨리 개선시키는 일이 무엇보다 중요합니다.

소녀도 병원에서 백혈병 세포를 죽이고 조혈기능을 정상화하는 치료를 받고 있었는데 쉽게 효과가 나타나지 않았습니다. 그리고 부작용 때문에 머리카락이 점점 빠지기 시작했습니다.

1990년 1월, 병원에 찾아왔을 때는 머리카락이 거의 빠진 상태였습니다. 그 소녀가 나를 보더니 "안녕하세요."라고 인사를 하면서 머리를 숙였는데, 가발이 바닥에 떨어졌습니다. 동행한 어머니는 그 광경을 보더니 눈가에 이슬이 맺혔고 나도 가슴이 뭉클했습니다.

그때부터 소녀에게 프로폴리스를 마시도록 권했고, 경과는 다음과 같습니다.

소녀의 머리를 보고 처음에는 '이렇게 증상이 심한데 프로폴리스를 마시면 나을까?' 하는 의문을 품었습니다. 그러나 지푸라기라도 잡는다는 심정으로 찾아온 소녀와 어머니는 가능한 한 모든 노력을 하려고 결심하고 있었습니다.

먼저 프로폴리스를 1회에 10방울, 1일 3회(약 2그램)씩 미지근한 물에 타서 마시도록 권했습니다. 보통 처음 마실 때는 어른도 1회에 10방울이라면 많은 편인데 소녀의 경우 체력회복에 중점을 두고 양을 증가시켜 본 것입니다.

처음에 소녀는 컵 속에 보이는 뿌연 빛깔의 미지근한 물과 특이한 냄새 때문에 마시지 않으려 했습니다. 하지만 "약이니까 마셔야 해. 그래야 네 병이 나을 수 있단다."라는 어머니의 말에 고

개를 끄덕이면서 마셨습니다. 그 후 1개월 뒤 소녀가 찾아왔을 때는 조금도 나아졌다는 것을 발견할 수가 없었습니다.

그러나 프로폴리스를 계속해서 마시고 양을 15방울에서 20방울로 증량했습니다. 그랬더니 약 1년 후에는 모발도 나고 체력도 조금씩 회복되는 징후를 보이기 시작했습니다.

요즘에는 병원에서도 소아백혈병의 약제투여 등 치료가 개량·진보되어 밝은 빛이 보이고 있습니다. 하지만 그 효과가 아무에게나 잘 맞는다고 단언할 수는 없습니다.

소녀가 다니고 있던 병원에서는 소녀의 회복력이 갑자기 빨라진 것에 대해 놀라고 있습니다. 이것은 프로폴리스의 정혈작용, 항균작용 등이 유효하게 작용해서 백혈병 세포를 억제하고 있기 때문이라고 생각합니다.

백혈병 세포가 없어진다 해도 재발할 가능성이 있기 때문에 더욱더 저항력을 키워둘 필요가 있습니다. 따라서 프로폴리스는 계속해서 마시도록 권하고 있습니다.

24
백혈병 환자의 회복력에
의사도 놀라다

앞 장에서 말한 소녀와 같은 백혈병으로 프로폴리스 연구소를
찾아온 세 살짜리 남자아이가 있었습니다. 그 아이는 자기 의지
대로 몸을 움직일 수 없을 정도였습니다. 피부는 황토색이었고,
눈의 초점도 흐트러진 중증으로 어머니가 곁에서 돌봐 주지 않
으면 아무것도 할 수 없는 상태의 아이였습니다.

이 병에 좋다는 병원이란 입소문만 있으면 웬만한 데는 다 가
보고 그곳에서 주는 약들을 계속해서 먹여도 아무런 진전이 없
었습니다. 그러던 어느 날 프로폴리스에 대한 얘기를 듣고 연구
소를 찾아온 것입니다.

그날부터 그 아이에게 미지근한 물 한 컵에 프로폴리스 5~6
방울을 넣어서 마시게 했습니다. 아이여서 약을 먹는 것을 싫어
할 줄 알았는데, 주는 대로 잘 마시는 것을 보고 앞으로 계속해서

먹여도 되겠다 싶어 우선 30그램의 프로폴리스를 나누어 주었습니다.

어머니는 그날부터 매일 아침저녁으로 2회씩 프로폴리스 5~6방울씩을 미지근한 물에 타서 아이에게 계속 먹였습니다. 3개월쯤 지나자 혈액이 좋아지고 식욕도 생겼다고 해서 이번에는 양을 증가하여 10방울씩 넣어서 마시게 했습니다.

그랬더니 3개월 후에는 얼굴색이 더욱 좋아지고 마음대로 움직일 수 있게 회복된 모양이었습니다. 아이가 몰라보게 회복된 것을 본 담당의사도 놀라며 어머니에게 병원에서 주는 약 외에 무엇을 먹였느냐고 물었다고 합니다.

프로폴리스를 마시고 있다는 얘기는 하지 않은 모양입니다. 하지만 전문의도 놀랄 정도의 회복력이란 얘기를 들었을 때, 프로폴리스는 천연 항생물질로 탁월한 작용을 한다는 것에 새삼스럽게 탄복하지 않을 수 없었습니다.

25
『희랍본초』에 소개된
프로폴리스의 약용효과

백혈병 환자가 프로폴리스를 먹은 후 건강상태가 무척 호전되어 병원 측에서도 놀랐다는 등 여러 가지 얘기를 듣다보니 프로폴리스의 약효를 더욱더 믿지 않을 수 없게 됩니다.

무엇보다 나의 얼굴 사마귀와 폴립이 떨어진 것을 보면 더욱 그렇습니다. 그러던 어느 날 무심코 『희랍본초』를 읽게 되었습니다. 그 책 속에 프로폴리스에 대한 내용이 있었기 때문에 또 한 번 놀랐습니다.

기원전 1세기쯤 로마황제 네로의 지배 하에서 그리스 군의관이자 희랍 최고 의학자인 디오스코리데스가 약용 식물학으로 저술한 『희랍본초』에는 다음과 같이 쓰여 있습니다.

황색의 끈끈한 벌꿀은 좋은 냄새가 난다. 그 향기가 스티락스(styrax, 스티락스는 '안식향을 산출한다'는 뜻의 그리스어 스토락스(storax)에서 유래했습니다.)와 비슷한 것을 선택하면 좋고 그것을 과도하게 건조시켜도 부드러움을 간직하며, 발랐을 때는 유향과 같이 은은하다.

이어서 약효에 있어 프로폴리스의 응용이 쓰여 있습니다.

그것은 특히 따뜻하고 끈끈한 작용이 있고 가시나 열편(裂片) 등을 뺄 때도 도움이 된다. 훈증(薰蒸)에 사용하면 기침을 멈추게 하고 바르면 태선(苔癬)이 사라진다. 그것은 벌집의 입구 부근에서 볼 수 있으며, 그 성질은 랍(蠟)과 비슷하다.

지금부터 약 2천년 전에도 프로폴리스가 사용된 기록은 있습니다. 그 책에는 밀랍(密蠟)의 사용도 나와 있으며 그 약효에 관해서는 다음과 같이 기록되어 있습니다.

모든 밀랍의 약효는 따뜻하고 부드럽고 상구(傷口)를 잘 막는 작용을 한다. 밀랍을 육즙에 섞으면 피똥설사(血性泄瀉)에 잘 듣고 기자 종자의 10개만 한 크기의 밀랍을 먹으면 수유 중의 어머니 젖이 굳어지는 것을 방지한다.

1장에서도 말했듯이 한방고서『본초강목』등에도 밀랍 얘기가 나와 있지만, 같은 시기(약 2천년 전의 옛날) 동양과 서양 모두 꿀벌의 산물에 약효가 있다는 것을 소개하고 있어 놀랐습니다. 프로폴리스나 밀랍 등은 많은 사람에 의해 여러 가지로 쓰여 그 효과에 대한 임상사례를 쌓아 온 것이 확실합니다.

26
변비도 낫고
피부에 윤기가 흐르다

얼마 전 프로폴리스를 먹어서 변비도 낫고 피부에 윤기가 흐르게 되었다는 감사 편지를 받았습니다. 그 일부를 양해를 얻어 소개합니다.

문중의 선생이란 분은 바로 프로폴리스 연구소의 이토 씨입니다. 그가 프로폴리스를 먹기 시작한 것은 1990년 3월부터입니다. 변비는 앉은 채로 일하는 방식이나 운동부족, 정신적인 스트레스나 식사의 부조화, 불규칙적인 생활 등이 원인이 되어 발생합니다.

그는 주로 원고를 쓰는 일을 하기 때문에 이러한 조건과 환경의 생활이 계속된 것입니다. 그의 편지내용은 다음과 같습니다.

전략

선생님께서는 대단히 바쁘게 활동하고 계실 줄 사료됩니다. 실은 일찍 선생님께 감사의 인사를 올리고 싶어 펜을 들었습니다.

중략

저는 장(臟)이 별로 건강하지 못해서 전부터 여러 가지를 활용하여 건강에 신경을 무척 썼습니다. 그럭저럭 좋은 결과를 얻기는 했지만 원고 집필이나 강연 등으로 수면이 부족하여 과로가 몸에 나타나게 되었습니다.

그는 이러한 자신의 상황을 이야기하면서 프로폴리스의 사용법과 호전반응에 대해서 다음과 같이 썼습니다.

프로폴리스를 매일 10방울씩 복용한 후 2~3일 정도 지나자 변의 상태가 대단히 좋아지고 몸도 가벼워져서 이렇게 달라질 수 있나 싶어 기쁨을 감출 수가 없었습니다. 그러나 10일쯤 지났을 때는 변의 상태가 전보다 더 나빠졌고, 배가 붓고 피부도 거칠어지면서 최악의 상태로 돌변했습니다.

프로폴리스를 먹기 시작해서 일시적으로 상태가 나쁘게 변하는 호전반응이 나타난 것입니다. 하지만 그는 오히려 복용량을 증가시켜 프로폴리스를 계속 마셨습니다. 그 후의 상태를 그는 다음과 같이 썼습니다.

그랬더니 이틀 뒤에는 전보다 더욱 몸 상태가 좋아져서 이것이 바로 호전반응이란 것을 알게 되었습니다. 그런데 2~3일 후에는 갑자기 탈력감(脫力感)이 생겨서 일하기도 어려운 상태가 되었습니다. 그때는 프로폴리스 외에 탕약도 마셨습니다. 그러나 그 일이 있은 지 2일 후부터는 탈력감도 사라지고 변비도 낫고 복부 상태도 대단히 좋아졌습니다. 그리고 거칠어진 피부엔 윤기가 돌기 시작하면서 지금은 피로도 전혀 모르며 힘차게 돌아다닙니다.

그의 경우, 프로폴리스를 먹기 시작해서 약 15일 후에 변비도 낫고 피부에 윤기가 생겼다고 알려주었습니다. 변비는 미용과 건강의 적(敵)입니다. 프로폴리스는 체력회복이나 정장작용(整腸作用), 혈액순환을 돕는 작용을 하기 때문에 이들의 약효가 몸에 잘 맞았는지도 모릅니다.

27
프로폴리스는
왜 변비에 잘 듣는가

프로폴리스가 변비에 좋은 이유는 장의 연동운동을 활발하게
하기 때문이라 생각합니다.

러시아에는 기니피그(실험용 쥐의 총칭)의 장관(腸管)에 프로폴리
스 수용액을 첨가했더니 장을 지배하는 신경에 직접작용(흡수력
이 강해지고 수축기가 단축됨)을 했다는 실험 보고가 있습니다. 또
동구의 병원에서는 급성, 만성 대장염 환자에게 프로폴리스(알코
올 용액 30~40방울)를 사용했더니 변비에도 유효했다는 의사의 임
상사례가 보고된 바 있습니다.

프로폴리스를 사용한 외국의 실험이나 임상보고를 앞으로 병
원이나 의사들이 좀 더 진지하게 수용해도 되리라 봅니다. 이것
은 한방 전문의란 입장에서의 발상인지는 모르겠지만, 한방은
자연치유력을 증가시키면서 그 사람의 체질에 맞추어 무리 없이

자연히 낮게 하는 치료법입니다. 서양의학은 대체로 대증요법입니다. 이는 지금 일어나고 있는 반응을 약 등을 써서 과학적으로 제거하려는 것입니다.

이 사고의 차이가 천연의 민간약이라 불리는 프로폴리스에 대한 대처방법을 다르게 합니다. 이러한 사실들은 둘째 치고서라도 프로폴리스가 장의 연동운동을 촉진시킨다는 사실은 분명하다고 생각합니다. 앞서 설명한 외국의 보고가 그 첫 번째 근거이고 또 다른 근거는 프로폴리스가 항균작용에 유효하게 작용한다는 사실입니다.

장 속에는 100종류 이상의 세균이 있습니다. 이들 세균은 식물성분이나 장내 분비물을 흡수하여 번식하고 있습니다. 이 세균은 장내 유효한 균과 유해한 균의 두 종류가 있어서 인간의 생리에 큰 영향을 주고 있습니다.

장내의 비타민을 합성한다든지 소화흡수를 돕는 것을 유효균이라 하고 부패를 일으킨다든지 아민류, 메탄가스 같은 유해 물질, 발암 물질을 만드는 것을 유해균이라 부릅니다.

변비가 심해지면 노폐물이 장내에 남아서 숙변으로 장벽에 붙기 때문에 건강을 침해하는 원인이 됩니다. 프로폴리스를 먹으면 항균작용에 의해서 장내의 유해 물질을 없애 버리는 효과가 있다고 생각합니다.

28
위장활동을 돕고
피부미용에도 좋다

변비가 심하면 피부가 거칠어지지만 변비를 해소하거나 또는 위장이 약한 사람이 위장활동을 활발하게 하는 것만으로도 피부가 깨끗해집니다.

그러기 위해서는 식사에 주의하면서 충분한 수면을 취하고 스트레스를 없애는 생활을 하는 것이 무엇보다 중요합니다. 그중에서도 식사 내용에 신경을 써야 합니다.

변비를 해소하고 피부를 아름답게 하기 위해서는 앞 장에서 설명한 바와 같이 프로폴리스를 활용하여 항균작용이나 장의 연동운동을 촉진시키고, 거기에 더해 장내의 유해물질을 배설시키는 효과가 있는 식이섬유를 많이 섭취해야 합니다.

변을 부드럽게 하기 위해서는 야채나 수분을 충분히 섭취할 필요가 있습니다. 장의 연동운동을 높여 변화를 일으키려면 장내의 독소를 흡수하는 식이섬유가 필요합니다.

그래서 변비로 고생하는 사람이나 변의가 일어나지 않는 사람은 새벽에 일어나자마자 냉수 반 컵이나 찬 우유에 프로폴리스 2~3방울을 떨어뜨려 서너 번 계속해서 마시면 됩니다. 물의 경우는 수돗물이 아닌 생수(Mineral Water)를 권합니다.

그리고 아침식사 전에 가벼운 운동을 해서 장에 자극을 주는 것도 좋습니다. 식사 때는 식이섬유를 다량 함유하고 있는 우엉, 당근, 무 등의 근채류나 콩나물, 버섯류, 녹황색 나물, 녹미채 등의 반찬을 곁들이면 좋습니다.

야채를 싫어하는 사람은 토마토 주스에 프로폴리스 1~2방울을 넣어서 마셔도 좋습니다.

내가 아는 A씨(36세, 주부)는 1년 전부터 구미(歐美)에서 옛날부터 변비의 묘약으로 널리 쓰이고 있는 푸룬주스(서양자두즙)를 마시고 있었는데 최근에는 거기에 프로폴리스를 첨가해 본 모양입니다. 그랬더니 2~3일쯤 지나자 변 색깔이 검고 전보다 양이 많아졌다고 합니다. 푸룬주스가 변한 것도 아니고 먹는 양이 많아진 것도 아니라고 합니다.

프로폴리스를 첨가한 것으로 항상 묵직하던 장의 활동이 활발해지고 변이 순조롭게 된 것이 아닐까 하고 A씨는 나름대로 해석하고 있는데, 그 판단이 어쩌면 옳은지도 모릅니다.

그것을 한방에서는 '부효과(副效果)' 라 부릅니다. 어떤 질환을 목표로 처방한 약이 생각지도 않은 다른 병까지 치유한 예가 있기 때문입니다.

부효과는 한방 위력의 하나이기도 합니다. A씨의 경우 푸룬주스에 프로폴리스를 첨가한 이후로 배변 사정이 더욱 좋아졌고 더구나 피부에서 전보다 더 윤기가 난다고 합니다.

피부와 내장의 활동은 밀접한 관련이 있어서 신체 내부의 병이나 이상이 있을 경우 피부에 민감하게 반영됩니다. 피부는 또한 그 사람의 정신상태와도 밀접한 관계가 있습니다.

배변이 잘되고 피부 윤기를 느낄 수 있고, 상쾌하게 하루하루를 보내게 되니 자연히 혈액 순환도 잘 되었을 것입니다. 그 결과 A씨의 피부는 더욱 윤기가 나게 된 것입니다.

29
치조농루 예방은
프로폴리스를 이용한
치경(齒莖) 마사지로 해결

치조농루가 경증일 경우에는 치경 마사지가 좋다는 것을 알고 있는 사람이 많습니다. 엄지와 중지에 청결한 거즈를 두르고 두 손가락으로 치경 전체를 강하게 압박하듯 마사지합니다.

이때 거즈에 프로폴리스를 1~2방울 떨어뜨려 배어들게 합니다. 염증이 있을 때는 통증이 있을 수도 있지만 마사지는 약 1분 정도 계속해야 합니다.

서구에서는 옛날부터 프로폴리스의 살균력, 염증억제 작용을 활용해서 구내염, 설염, 치은염, 치통, 치주염 등의 입 안의 모든 병, 특히 치경강화나 소독에 프로폴리스를 사용해 왔으며 중국 에서도 옛날부터 치조농루의 묘약으로서 프로폴리스와 같은 화학성분인 플라보노이드 화합물이 주로 된 '노봉방(露峰房)'을 사용해 왔습니다.

노봉방은 벌집이란 뜻으로 여기에 대해서는 중국 고대의 『약물강목』에서도 언급하고 있습니다. 세부적으로는 말벌집을 말하는 것으로서 그 책에는 다음과 같이 쓰여 있습니다.

이 봉방은 수목 속 혹은 땅속에 많이 존재하는 지금의 노봉방이란 것이다.

중략

이것을 만드는 벌은 황흑색(黃黑色)으로 길이는 1촌(寸) 정도의 크기로 소나 말, 사람이 독침에 쏘이면 죽을 정도로 않는다.

『약물강목』에서는 그 독의 지독함을 말하고 있습니다. 다음은 용도를 설명하고 있습니다.

노봉방은 외과, 치과, 기타의 병에 사용한다. 어느 것이나 모두 그 독으로 공격하고 벌레를 죽이는 효력도 있다.

나는 프로폴리스를 알기 전에는 치조농루 초기 환자를 갈근탕으로 처방했습니다. 또 열이 있고 갈증이 심한 사람에게는 백호가인삼탕을, 치경이 파랗게 부어오르고 견비통이 있는 사람에게는 도핵승기탕(桃核承氣湯) 등을 권했습니다.

온몸에 병이 있을 때에는 치조농루가 낫기 어렵습니다. 그럴 때는 온몸의 증상을 먼저 치료하면서 치경증상도 낫게 하도록 한방약을 권한 것입니다.

옛날부터 동서의 각 나라에서 벌집에서 채취한 물질을 약으로 사용한 것은 놀라운 일입니다. 현재 판매하고 있는 액상 프로폴리스의 원액은 치통을 진정시키고 치조농루나 치경강화에 좋습니다.

프로폴리스로 치경과 치아를 같이 닦으면 치아가 하얗고 아름답게 된다고 합니다. 부디 독자 여러분들도 한번 시험해보기 바랍니다.

30
충치나 치육염의 통증에는 원액을 직접 바른다

나는 이가 튼튼한 편이 아닙니다. 치아에 자신이 없어서 이에 대해서는 큰소리를 내지 못하지만, 프로폴리스가 치통에 효과가 있다는 것은 큰소리로 말할 수 있습니다. 나는 위장 절제수술을 받았고, 대장폴립을 제거했으면서도 위장에 좋지 않다고 알려진 단것을 유별나게 좋아합니다.

녹차와 같이 먹는 단맛이 강한 양갱은 나의 기호품 중 하나입니다. 덕택에 충치의 고통은 남보다 몇 배 더 경험하고 있습니다. 충치는 당분을 많이 함유한 음식물을 섭취하거나 음식물과는 상관없이 수술 등으로 인해 신장기능이 허약해서 체력이 떨어졌을 때도 생기기 쉽습니다.

연구소를 찾아오는 환자에게는 설명하는 입장이지만 의사의 불양생(不養生)이라고 할까요? 자기는 항상 통증으로 끙끙거리면서 환자를 마주하고 있습니다.

그때마다 응급조치는 충치 안의 음식 찌꺼기를 조용히 끄집어내고 미지근한 물로 양치질을 한다든지 물을 입에 머금고 있거나 냉습포 등을 하며 통증을 진정시키는 것입니다.

충치는 그냥 두면 자연히 치료되는 것이 아니기 때문에 적극적인 예방이 중요한데, 통증을 가라앉히기 위해 조금씩 주의하면서 프로폴리스를 사용했습니다.

조금씩 주의하면서 시작한 이유는 프로폴리스의 항염증 작용이나 마취 작용 또는 외국에서의 사례를 보니 치통에 효과가 있다는 얘기가 있어서 자신부터 먼저 시험해 보고 그 결과가 사실이란 것을 알고 싶었기 때문입니다.

실제로 치통으로 고생할 때가 있었는데, 프로폴리스 원액을 손끝에 발라서 충치의 아픈 부위의 치경에 강하게 비볐더니 30분도 안 되어서 점점 통증이 사라지기 시작했습니다. 충치로 인해 아프다는 환자에게는 치과의사의 근본적인 치료가 필요하겠지만 한방을 사용하는 경우, 충치일 때 전신증상을 동반하는 것으로 생각하고 있었는데 그 효과에 감탄하고 말았습니다.

나는 프로폴리스를 직접 손에 묻혀 치경까지 비벼보았지만 핀셋에 탈지면을 끼워서 프로폴리스 액을 묻혀 직접 통증 부위에 발라도 좋다고 생각합니다. 그런 다음에 아픈 부위 주변의 치경에 비비면 통증이 점점 가라앉을 것입니다.

31
산후(産後)
악성관절염이 낫다

저는 30대이고 두 아이의 엄마입니다. 둘째 아이를 낳은 후 웬일인지 온몸이 붓고 허리가 빠질 듯이 아프며 한 발자국도 걷지 못하는 신세가 되었습니다. 병원에 가서 진찰을 했더니 산후 악성관절염이라고 했습니다.

한방약도 써보고 의사의 치료도 받아보았으나 도무지 낫지 않아서 고생 중이었는데, 어느 날 지인이 건네준 책을 우연히 읽고 즉시 MCL연구소 김정희 선생님께 전화상담을 하였습니다.

김정희 선생님께서는 여러 가지 좋은 말씀을 해주시며 벌집에서 나온 '프로폴리스'를 먹으면 효과를 볼 것이란 말씀을 하셨고, 저는 먹기 시작했습니다.

마시기 시작하자 손바닥, 발바닥에서 벌겋게 열이 나던 것이 사라진 것을 시작으로 손가락이 아리고 빠질 듯이 아팠던 것도 나았습니다. 치주염도 낮고 지금은 허리 아픈 것도 많이 나아 걸을 수 있게 되었습니다.

프로폴리스를 마시기 전에는 집 근처의 가게에도 가지 못했는데, 요즈음 5kg 정도의 짐도 들고 올 정도입니다. 이제는 몸과 마음이 가벼워져 무엇이든지 하고 싶은 생각이 듭니다.

이 모두가 프로폴리스의 덕이라 생각하며 이 귀한 것을 소개해 주신 김정희 선생님께 감사드립니다.

〈사례: 부산 해운대구 김순애〉

32
프로폴리스 용법과 그 병례

"의사에게 처방 받은 이 약을 먹은 후 혹시 부작용이 없을까?"

이러한 의문점은 웬만한 사람이면 한 번 이상은 생각해 봤을 것입니다. 그러나 프로폴리스는 부작용이 없어 안심하고 사용할 수 있다고 자부합니다.

그렇지만 약효는 사람마다 다르며 쓰는 사람에 따라 개인차가 있기 때문에 프로폴리스를 사용한 사람들의 체험담을 들려드리도록 하겠습니다.

다음에 소개하는 임상사례는 대체적인 것이지만 프로폴리스의 사용량과 그 경과를 나타낸 것입니다. 전반적으로 사용량은 많으나 처음 소개받아 프로폴리스를 먹는 사람은 표에 나타난 양을 최대 이 정도 마셔도 부작용이 없었다는 하나의 잣대라 생각하면 됩니다.

프로폴리스에는 장점이 많습니다. 그러나 증상, 병명의 계통에 정리된 것이 없고 사용법의 설명에도 한계가 있어서 프로폴리스를 정확하게 사용하기 위해서는 여러 가지 증례를 보고 참고하는 게 좋습니다.

임상사례로 본 사용법과 경과

성별	연령	증상	사용법	경과
여성	74세	위궤양	1일 3회 식전에 20방울	수술 후 피로감이 없고 감기도 걸리지 않음
	73세	부상으로 보행곤란	물, 우유에 5방울 첨가	15일 후 갑자기 통증 해소
	69세	결핵	아침, 저녁으로 약 10방울	한쪽 폐뿐이지만 피로가 없고 식욕왕성
	60세	신경통	정제와 엑기스 병용	3개월 후 휠체어에서 일어나 보행 가능
	55세	류머티즘	아침, 점심 각 20방울 지압병용	한방병용 4개월 후 보행 자유
	53세	과로, 견비통	아침, 점심 각 5방울 원액 복용	견비통 해소, 피로가 없음
	52세	피로	아침, 점심 각 10방울 물에 타서 복용	피로회복, 신경 안정
	51세	만성위약	아침, 점심 각 2정	건위, 체중이 줄고 몸이 편안
	48세	병약	1일 4회 각 20방울 복용	심한 부종 해소, 허약 체질 치료
	46세	비염	아침, 저녁으로 5방울 복용하고 스프레이 사용	코가 편안, 3개월 후 콧물이 없어짐
	46세	주부습진	1일 30방울 복용	3개월 후 손 습진 완치

성별	연령	증상	사용법	경과
여성	44세	저혈압	1일 1~2회, 1회 5방울 복용	3개월 후부터 효과, 피로, 두통해소
	42세	자궁경부 미란	연고를 바른 탐폰 사용	2일에 1회 2주만에 완치
	38세	무좀	1일 2정 크림 병용	원액과 크림을 환부에 바름, 짓무르는 것 완치
	37세	불면	다량 복용	첫날부터 숙면, 피로회복
	20대	얼굴습진	1일 수 방울 복용	크림에 1방울 첨가해서 바름, 수 주일 후 소실
남성	84세	동상	아침, 점심 각 10방울	한 번 부풀어 올랐다가 통증이 해소되고 편안
	65세	건강유지 피로	아침, 점심 각 10방울	피로회복, 무병건강
	61세	당뇨병	아침, 점심, 저녁 각 10방울	병원약 병용, 혈당치 하강, 건강
	56세	고혈압	아침, 점심 각 10방울	약 병용 2개월 후 두통해소, 감기 없음
	40세	건선	아침, 점심 각 10방울 물에 복용	1개월 후 피부 벗겨지면서 완치
	38세	인후통	한방약과 병용	아직 미완치이지만 편안
	32세	치통	원액을 치아와 치경에 바름	인지로 직접 바름, 20분 후 진통 멎음
	12세	아토피성 피부염	1일 평균 1그램 복용 한방약 병용	1개월 후 완치
	2세	열, 경련	아침에 5방울 복용	3개월 후 열과 경련 해소

※ 이 표는 프로폴리스 연구소, Herb Art의 치료사례, 외국문헌이나 건강잡지의
체험사례입니다.

제 3 장

호전반응과
의외의 용도

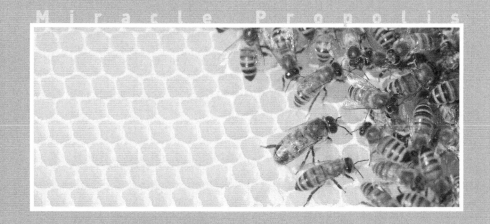

1
프로폴리스의
호전반응

프로폴리스 치료를 권하게 되면서 실행하는 분들이 반드시 묻는 질문이 하나 있습니다.

"프로폴리스를 마시니까 몸이 더 나빠지는 것 같은 기분이 드는데 괜찮습니까?"

탁월한 여러 가지 약효가 있는 프로폴리스이지만 먹고 있으면 호전반응이란 증상이 생기는 경우가 있습니다. 그리고 대단히 오해하기 쉬운 증상들입니다.

그렇다면 도대체 호전반응이란 무엇일까요? 프로폴리스의 호전반응을 이해시키기 위해서는 정확한 지식이 필요합니다. 따라서 치료를 받고 있는 모든 환자들의 여러 가지 증례를 참고해서 설명하겠습니다.

호전반응이란 글자 그대로 증세가 좋아져 가는 것을 의미합니다. 일반적으로 흔히 신문 등 매스컴에서 '경기가 호전된다' 라고 할 때 사용하는 말이지만 의학적으로 사용할 때는 치유되어 가는 하나의 과정으로써 일시적으로 악화증상이 몸속에 생겨서 그것이 피부(몸에 발진 같은 것이 생기는 등) 등에 나타나는 현상을 말합니다.

호전반응은 한방이나 민간요법 등에서도 흔히 말하고 있는 반응으로 약효가 높으면 높을수록 나타나는 현상이 심하다고 알려져 있습니다. 한방에서는 이것을 '명현(瞑眩)' 이라 합니다. 명현이란 본시 현기증이란 뜻으로 '한방치료 시에 치유되기 전에 일어나는 일과성의 격증(激症)' 이란 것입니다.

따라서 프로폴리스에서만 나타나는 증상이 아니라 모든 한방약, 민간약에서 약효가 최대한으로 발휘되었을 때 일어나는 반응, 일시적인 악화상태라 생각하면 됩니다. 치료에 반응해서 숨어 있던 모든 병상이 밖으로 나타나는 것으로 건강체로 돌아가기 위한 일시적인 증상이라 생각하면 이해하기가 쉬울 것입니다.

프로폴리스를 마시기 시작한 후 몸상태가 좋아져 가는 중에 나타나는 반응이지만 대단히 오해하기 쉽고, 환자에 따라서는 '더 악화되었다' 며 화를 내면서 프로폴리스 복용을 중지하는 사람도 있습니다.

그것도 무리는 아니지만 일시적인 악화상태는 낫기 위한 전조란 사실을 이해하고 프로폴리스를 계속해서 마셔야 합니다. 다음은 구체적으로 어떠한 증상이 일어나는지, 또는 증상이 나타났을 때 어떻게 대처하면 좋은지 등 호전반응의 의문점을 하나하나 설명하도록 하겠습니다.

2
부작용과 호전반응의 차이점

서양의학에서는 호전반응이란 현상이 없는 대신 '약에 의한 부작용'이란 말을 사용합니다.

의학대사전에 따르면 부작용이란 다음과 같습니다.

약치상(藥治上) 일정한 약물의 작용을 이용해 질환을 치료할 때 해당 약물이 갖고 있는 다른 작용으로 인해서 질환치유의 목적이 아닌 생체에 대한 부적한 작용이 일어나는 것을 말한다.

예를 들면, 해열제 아스피린에 의해 야기되는 식욕부진, 안티피린(해열, 진통제)에 의한 피부발진, 무과립구증(無顆粒球症) 등이 이에 속한다.

양약의 부작용은 생체에 있어서는 좋지 않은 반응이지만 호전반응의 경우는 글자 그대로 치료되어 가는 과정에 나타나는 일시적인 증상으로 완치되는 과정에서 괴로움을 느낀다는 것입니다.

약은 보통 체내에서 변화하며 입으로 먹는 내복약, 혈관을 통해 혈액 속에 주입하는 정맥주사나 직접 피하나 근육에 주입하고 거기서 흡수시키는 피하근육주사, 코로 냄새를 맡게 하는 방법, 또는 호흡기로 흡입하는 방법, 피부나 점막으로 흡수시키는 방법, 외용약으로 피부나 점막에 직접 작용시키는 등 여러 가지 방법이 있습니다.

보통 약에는 적든지 많든지 간에 그 약이 본래 지닌 효력 이외의 부작용이 있습니다. 병원에서 처방하는 약이나 약국에서 구입하는 약 속에는 중대한 부작용이 있는 것도 있고, 그런 약에는 설명서에 주의사항이 명확하게 쓰여 있습니다.

양약을 사용할 때는 반드시 주의사항을 잘 읽고 부작용 같은 증상이 나타나면 곧 의사와 상의해야 합니다. 하지만 프로폴리스는 그러한 걱정은 전혀 없이 안심하고 먹을 수 있는 것이 특징입니다.

일반적으로 약을 계속해서 먹거나 오랫동안 계속해서 주사를 맞으면 약효가 강해지거나 약해집니다. 예를 들면 수면제나 마약 등을 계속해서 먹으면 약효가 감소해 증량하지 않으면 효과가 나타나지 않습니다.

이와 같은 약의 성질을 습관성이라 하는데, 약 작용이 둔감해져 증량한다든지 주사를 하지 않으면 안 됩니다. 프로폴리스는 이러한 부작용이나 습관성이 없고, 호전반응이 나타나면 일시적으로 먹는 것을 중지해도 좋고 호전반응이 끝난 뒤 다시 계속해도 약효가 약화되는 일이 없습니다. 오히려 호전반응이 나타날 때 잠시 중지했다가 다시 먹었더니 한 번에 질환이 개선되고 결국에는 병도 치유되었다는 경우도 많습니다.

3
호전반응은 인체의 어느 부분에
나타나는가

　증례는 많지만 여기서 호전반응이 인체의 어느 부분에 어떻게 나타나는가, 또는 어느 부위에 나타날 것으로 예상되는가를 살펴보기로 하겠습니다.

　호전반응이 가장 많이 나타나는 피부에서는 호전반응의 삼형제라 불리는 습진, 발진, 부종이 있고 그 밖에 사마귀 같은 종기, 짓무름, 비듬 등이 다음으로 많이 생기는 반응입니다.

　얼굴 중에서도 눈, 눈썹, 코, 입, 귀에까지 반응이 일어나며, 가장 많이 발생하는 부위는 뺨이고 붉은 반점의 습진 형태로 나타납니다. 습진이 빨갛게 부어올라서 출혈하는 경우도 있는데, 눈에 나타나는 것은 화분증과 같이 눈물이 나고 가려움증이 생깁니다.

　눈 안쪽이 충혈되어 통증이 생길 수도 있으며, 코의 경우에는 감기 증상과 비슷한 콧물, 코막힘이 대부분이고, 귀가 가렵고 귀 가장자리에 습진이 나타날 수 있으며, 입술에 부종이 나거나 구내염이 발생하는 등이 호전반응의 주된 증상입니다.

4
호전반응이 심한 사람과
그렇지 않은 사람

나는 프로폴리스를 먹기 시작한 지 3년이 되었지만 아직 한 번도 호전반응이 나타난 적이 없습니다. 프로폴리스 연구소에 의하면 여태까지의 증례로서는 시골사람보다 도시사람에게서 호전반응이 나타나기 쉽다고 합니다.

프로폴리스를 먹는 것으로 스트레스 등 뇌 속에 쌓인 것이 플래시 백(영화나 텔레비전에서 장면의 순간적인 전환을 반복하는 기법)되어 잠재의식에 나타나는 것이 아닌가 하는 가설을 세우고 환자의 증례를 연구 중입니다.

여태까지의 체험에서는 한 방울을 마셔도 호전반응이 나타나는 사람이 있는가 하면 열 방울을 마셔도 나타나지 않는 사람도 있어서 반응은 각인각색입니다.

어떠한 사람이 호전반응이 나타나기 쉬운가는 사람에 따라서 다르지만 변비 등으로 몸속에 있는 노폐물 조정이 잘 되지 않는 사람의 경우나 간기능, 심장기능이 떨어진 사람 또는 식품 첨가물이나 지금까지 약을 많이 복용한 사람일수록 강하게 나타납니다.

또 복용량이나 기간과도 관계가 있겠지만 진통제 등을 장기간 복용했을 경우에도 교감신경이 자극되어 강한 호전반응이 나타날 수 있습니다.

5
호전반응이 나타나는 곳도
남녀 차이가 있다

호전반응은 체질이나 기타 조건에 따라서 여러 가지 경우가 있지만 성별이나 연령별로 따져 보았을 때, 특히 남성에게서 더 많이 나타난다는 것은 결코 사실이 아닙니다.

결론부터 말하자면 남성은 허리나 엉덩이에 붉은 반점의 종기가 나타나기 쉽고 여성의 경우는 얼굴에 발진 같은 것이 나타나는 경우가 많습니다.

특히 여성의 경우는 양쪽 눈썹이나 눈 근처, 코 부위에 나타났다가 점점 뺨 그리고 온몸으로 번지며, 낫기 시작할 때는 손가락, 발가락 등의 말단 부위까지 나타났다가 끝나는 예가 많습니다.

또한 매일 사용하는 화장품이 석유계통인가, 타르계통인가에 따라서, 혹은 복용하고 있는 약이 체내에서 어떻게 분배되고 있는가에 따라서 다르게 발현하기 때문에 누구든지 앞에서 말한 바와 같이 얼굴에서 전신, 손톱 끝까지 나타난다고 말할 수는 없습니다.

연령별로 보자면 남녀 불문하고 아이들에게도 나타나는데, 다만 보통 변비증이 없고 통변이 좋은 사람, 목욕탕에서 땀을 잘 흘리는 사람, 체내의 노폐물이나 독소 등을 배출하는 사람은 호전반응이 전혀 나타나지 않는 경우가 많은 것 같습니다.

또 한방약이나 약초 등 자연생약을 장기간 먹은 사람, 프로폴리스와 병용하고 있는 사람, 혹은 침 치료와 병용하는 사람은 호전반응이 약화되었다는 증례를 많이 듣고 있습니다.

6
호전반응은
얼마나 지속되는가

호전반응은 프로폴리스를 먹기 시작해서 빠른 사람은 1주일 전후에 나타나고, 2~3주 후 또는 1개월 후쯤에 나타나는 사람도 있습니다.

평균적으로 1개월 전후가 가장 많으며 이 시기에 놀라서 복용을 중지하는 경우가 많습니다. 호전반응은 대개 6개월쯤 계속된다고 생각하고 처음부터 마음의 준비를 하고 먹기 시작하면 좋을 것입니다.

호전반응은 정확하게 호전되어 가고 있다는 증거인데 호전반응이 나타나지 않는 사람은 오히려 프로폴리스 약효의 혜택을 보지 못하는 것 같아서 걱정이 되기도 합니다.

호전반응이 나타나는 횟수도 사람에 따라 다른데, 예를 들면 6개월 사이에 나타났다가 사라지고, 또다시 생기는 경우가 3회쯤 되풀이될 때도 있습니다.

다시 말해서 체내의 노폐물이나 독소가 몸 밖으로 빠져나가 인체 내의 정화가 완료(병이 치유되어 가는)될 때까지 되풀이되는 것으로 처음에는 심하게 나타나는 경우가 많고 점점 약화되어 갑니다.

7
호전반응은 농촌사람보다
도시사람에게 더 많이 나타난다

앞에서 말했듯이 여성의 경우에 호전반응이 뺨에 발진 형태로 나타난다고 했는데 그 밖에도 다음과 같은 증상이 나타납니다.

대체적으로 호전반응은 농촌에 사는 사람보다 도시에 사는 사람에게 많이 나타납니다. 맑고 깨끗한 공기 속에서 생활하는 사람보다는 배기가스와 미세먼지가 많은 도시에 사는 사람의 폐 속이 더 오염되어 있기 때문이라고 생각합니다.

그래서 호전반응으로 기침이나 가래가 나오는 사람들을 조사해보니 나이가 들 때까지 도시에서 생활하여 육체적으로 건강이 나쁜 사람들이 의외로 많았습니다.

지금까지 프로폴리스를 권했던 사람의 대부분은 도시나 도시 근교의 사람으로 남녀 모두가 호전반응이 많이 나타나서 처음에는 당황스러웠던 기억이 납니다.

8
화농성 습진이
일시적으로 심했던 여성의 경우

프로폴리스를 먹기에 앞서 호전반응에 대한 정확한 지식을 갖는 것이 중요하기 때문에 이번에는 다음과 같은 증상을 소개하려고 합니다.

얼굴에 여드름이 많이 나서 고민하던 20대 초반의 여성입니다. 이 여성은 백화점에서 근무하는데 해외여행에서 돌아온 며칠 후부터 뺨에 습진이 생겨서 대단히 놀랐다고 합니다.

출국 전까지는 피부에 아무런 이상이 없었고 고민이라면 얼굴에 나 있는 여드름 정도였는데 갑자기 얼굴이 흉하게 되어서 손님을 접대하는 것은 물론 일에 대한 의욕마저 잃어버렸습니다. 즐거웠던 해외여행의 추억은 사라지고 새로운 고민에 빠져들게 되었습니다. 그래서 우선 화장품을 천연원료로 만든 것으로 바꾸었고, 비누도 약초유가 첨가되고 해초가 고농축으로 배합된 것으로 사용하도록 했습니다.

화장품이나 크림도 인삼, 황령 등 미용식이라 일컬어지는 천연소재를 주로 배합한 상품을 선택해서 사용했는데, 마침 그때 우연히 프로폴리스 이야기를 건강잡지에서 읽고 곧 구입해서 사용하기 시작했다고 합니다.

그런데 10일쯤 지나서 아침에 거울을 보고 그녀는 기절할 뻔했다고 합니다. 두 손으로 얼굴을 감싸 쥐고 고함까지 지를 정도였으니 얼마나 심각했을지 짐작되고도 남습니다.

뺨과 이마, 턱 아래까지 발진이 나타나 마치 화농한 상태로 되어 있었던 것입니다. 얼굴 전체가 습진 투성이로 변한 것입니다. 그녀는 곧바로 나에게 연락했습니다. 나는 호전반응이 틀림없다는 것을 설명해 주고 1~2주간 계속해서 마시라고 했습니다. 물론 복용과 함께 나무열매에서 채취한 버터라 불리는 천연소재 크림에 프로폴리스를 한 방울 섞어서 잠들기 전에 얼굴에 엷게 바르라고 권했습니다.

다시 말해서 호전반응 때문에 습진은 전보다 악화되었지만 그때부터 자연미용과 프로폴리스의 복용, 외용의 치료도 같이 진행한 것입니다. 그랬더니 2주일 후에는 습진도 점점 사라지고 여드름도 흔적 없이 깨끗이 나았다고 했습니다.

9
햇빛에 그을린 뒤의 습진에는
천연소재 화장품과 섞어서 사용한다

여름이 되면 햇빛에 그을린 뒤의 습진으로 고민하는 여성들이 많아집니다. 앞에서 말한 예는 프로폴리스의 복용, 외용의 양면 작전으로 대응하면 호전반응으로 인하여 일시적으로는 괴롭다는 생각을 할지 모르지만 치유되는 확률이 높다는 것을 나타낸 증례입니다.

햇빛에 그을린 뒤의 습진은 일종의 화상을 일으켜 피부가 부어올라 수포가 생기기도 합니다. 그러한 상태에서 프로폴리스를 얼굴에 바를 때 어떠한 주의가 필요한지 알아보겠습니다.

프로폴리스를 알코올로 추출할 경우는 알코올 도수가 높기 때문에 피부 자극을 덜기 위해 천연소재의 기름이나 크림에 한 방울 섞어서 사용하는 것이 좋습니다. 시간이 지나면 분리되는 제품도 있기 때문에 화장품으로 얼굴에 바르는 경우 올리브유가 좋다고 생각합니다.

그렇게 하면 호전반응에도 걱정 없이 햇빛에 그을린 뒤의 습진에 대처할 수 있을 것입니다.

10
서혜부의 습진이 나으니
신경통도 치유된 예

여성의 경우, 두드러기나 습진이 생기는 경우가 많습니다. 어
느 건강잡지를 읽어보니 프로폴리스 체험담이 몇 회에 걸쳐 소
개되어 있었습니다.

잡지나 그 밖의 증례를 편집자가 ① 성별, ② 직업, ③ 연령,
④ 증상, ⑤ 사용법, ⑥ 호전반응, ⑦ 경과, ⑧ 치유의 유무, ⑨ 현
재, ⑩ 나의 소견 순서로 발췌해서 컴퓨터에 입력해 주었습니다.

이 원고를 쓰면서 주요한 증례와 호전반응을 50장 정도 프린
트해 주었고, 그중에서 호전반응에 중점을 두고 살펴보니 몇 가
지의 공통점을 찾을 수 있었습니다.

여성에게 많은 증상이나 사용법 그리고 호전반응에 대해서 필
요한 것만 간추려 소개하겠습니다.

악성 신경통으로 입원과 퇴원을 되풀이한 50대의 주부는 캡슐

과 엑기스 상태의 프로폴리스를 사용했더니 1개월쯤 되자 서혜부(鼠蹊部, 좌우의 대퇴부의 밑에 있는 하복부의 삼각형 모양의 부분이다. 그래서 서혜부는 사타구니라고 정의한다.)에 땀방울 같은 습진이 생겨 가려워서 혼났다고 합니다.

습진은 3주간 지속되다가 차차 나아져서 3개월 후에 그녀는 지팡이를 짚고 혼자서 걸을 수 있게 되었고, 또 1년 후에는 지팡이 없이도 걸을 수 있게 회복되었다고 합니다.

지금까지 수집한 증례에서 호전반응만 골라 살펴보면 여러 가지 증상이 나타나며 더욱이 괴로운 기간을 극복하면 호전되어 치유되는 것을 알 수 있습니다. 이러한 결과들을 통해 프로폴리스 약효의 신비성에 다시 한번 놀라기도 합니다.

11
부종(浮腫)이 없어지고
완전히 치유된 예

　전술한 증상 이외의 수종(水腫; 신장염, 신우신염, 심부전증, 저단백혈증, 중증빈혈 등으로 신체의 조직 간격(間隔)이나 체강(體腔) 안에 임파액이나 장액(漿液)이 많이 고여 있어서 온몸이 붓는 병. 신장(腎臟)이나 심장(心臟) 그리고 영양과 혈액순환 등의 장애로 옴.＝부종)이라든지 환부가 부어오르는 호전반응의 경우도 있는데, 손에 심한 습진이 생겨서 프로폴리스를 마시기 시작했다는 43세 주부의 경우입니다.

　프로폴리스를 1일 30방울(1회에 10방울씩 아침, 점심, 저녁으로 3회. 합계 약 2그램 정도)씩 섭취했는데 3일째는 얼굴 전체가 부어올랐습니다.

　특히 심한 것은 입술 주위의 수종이어서 식사 때는 음식을 입 안에 넣기 괴롭고 씹을 때는 입술을 움직이기 거북해서 음식 맛도 전혀 느끼지 못했다고 합니다.

수종이 10일쯤 계속되다가 수그러져 기뻐했는데 4~5일쯤 지나자 또 얼굴이 부어올라서 다시 고민에 빠졌다고 합니다(두 번째는 입술 주위의 수종이 전보다 수그러졌음).

그래도 프로폴리스를 계속 먹었더니 3개월째는 수종도, 손의 습진도 깨끗이 낫고 얼굴에 윤기가 돌고 얼굴색도 뽀얗게 되었다고 합니다.

동년배인 다른 주부의 경우는 프로폴리스 정제(1일 2정 복용)와 프로폴리스 배합 크림을 사용해서 발의 짓무름을 치유했습니다. 그 과정에서 호전반응을 체험했는데 마시기 시작한 지 4~5일쯤 되니 갑자기 발의 환부가 곪는 것처럼 부어올랐고 더구나 가려움증도 있었으며 환부에 물집 같은 것이 나 있었다고 합니다.

그분의 호전반응은 프로폴리스를 마시고 3주 전후가 제일 심한 상태였지만 그 후에는 발의 부종(浮腫, 심장병·신장병에 걸리거나, 어느 국부의 혈액 순환에 탈이 나서 몸이 퉁퉁하게 부어오르는 병)이 수그러지고 짓무른 증상도 자연히 사라졌다고 합니다.

12
생리통이나 자궁암이 있는 사람은
호전반응이 어디에 나타나는가

여성 특유의 증상이나 병으로 생리불순이나 생리통 혹은 자궁근종이나 자궁암 등을 들 수 있습니다. 이러한 증상이나 병의 경우 프로폴리스를 계속해서 마셨을 때 어떠한 호전반응이 생기는지 살펴보도록 하겠습니다.

앞에서 소개한 한 여성은 다행히 호전반응은 나타나지 않았고, 생리 때가 되어서는 전보다도 출혈량이 많은 대신 생리통은 없었다고 합니다.

이러한 예도 있듯이 누구나 반드시 호전반응이 나타나는 것은 아닙니다만 그중에는, "생리 후 3일간 하복부 통증으로 고생했습니다. 생리양이 놀랍도록 많았습니다."라며 고통을 호소하거나 또는 요통으로 며칠간 층계를 오르는 게 괴로웠다는 20~30세 전후의 여성도 있었습니다.

이와 같은 종류의 증상은 프로폴리스를 마시지 않는 사람에게도 흔히 나타납니다. 특히 생리불순인 사람은 한방에서는 호르몬제보다 안전하고 효과 있는 도인(桃仁, 건조시킨 복숭아씨)이나 당귀, 천궁(川芎, 미나리과 식물의 근경) 등을 배합한 한방약, 계지복령환, 당귀 작약산이나 가미소요산 등을 처방합니다.

그 밖의 요통이나 복부통증에 관해서는 그 사람의 체질이나 증상에 맞는 한방약을 권하고 있습니다. 따라서 프로폴리스의 호전반응이 나타날 때 한방약을 복용하면 아픔이 가시고 증상 회복에 도움이 되는 경우가 많기 때문에 프로폴리스 병용을 권하고 있습니다.

자궁근종이나 자궁암의 경우는 한방약에 첨가해서 프로폴리스 병용을 권하는데, 그 이유는 프로폴리스에는 항균작용, 바이러스의 증식억제작용, 종양증식억제작용, 염증억제작용이 있기 때문입니다. 프로폴리스를 마시고 암을 개선하거나 치유했다는 외국의 증례도 있습니다.

그러므로 자궁근종이나 자궁암 의심이 있다고 진단받고 프로폴리스를 마시고 있는 중에 호전반응으로 심한 출혈과 요통이 나타날 때는 그것이 치유되어 가는 징조라고 생각하고 계속 마시기 바랍니다.

프로폴리스에는 부작용이 없기 때문에 한방약이나 병원약과 병용해도 아무런 탈이 없으니 그 점에서도 안심하고 복용할 수 있습니다. 프로폴리스 양을 처음부터 많이 하지 말고 1일 10방울, 2주 후부터는 1일 30방울씩 복용하며, 정도를 살펴가면서 증량하고 때에 따라서는 일주일쯤 쉬었다가 계속하는 것도 좋습니다.

13
그 밖에 나타나는
다양한 호전반응의 예비지식

지금까지 설명한 호전반응은 현재 가지고 있는 자료를 바탕으로 소개한 것들입니다. 다음은 프로폴리스를 내복 또는 외용했을 때 나타난다고 여겨지는 호전반응의 증상 몇 가지를 소개하겠습니다.

호전반응이 나타나는 사람은 비교적 많고 사람에 따라서 여러 가지로 증상이 나타납니다. 예를 들면 얼굴의 여드름이나 거친 피부를 치유하기 위해 프로폴리스를 사용했는데 어떤 사람은 가려움증이나 통증을 느꼈고, 어떤 사람은 땀방울 같은 빨간 습진이 나타났는데도 가려움증이나 통증이 전혀 없었다는 등의 차이입니다.

지금까지 보고 들은 증례와 공통점은 증상이 나빴던 그 부위에 호전반응이 나타나기 쉽다는 것입니다.

프로폴리스 연구소의 이토 씨가 설명한 것처럼 프로폴리스 목욕을 하면 위궤양을 앓은 사람은 위 부위의 피부가 거무튀튀해진다는 것이 바로 그 전형입니다.

호전반응이란 '몸속의 나쁜 부분이나 어떤 병이 있을 때 프로폴리스의 혈액정화작용으로 한 번에 표출된다'는 것을 생각하고 다음과 같은 증상이 나타난다는 점을 사전에 예측하기 바랍니다.

불면증, 귀울림(이명), 등계(가슴이 두근거림), 일시적인 설사나 변비, 눈곱, 잠 잘 때의 식은땀, 만복감, 치경통이나 치경출혈, 토기(吐氣), 현기증, 권태감, 한기, 근육통, 월경….

무작위하게 나열했는데(프로폴리스 사용 전에는 느끼지 못했던 여러 가지 증상) 이상과 같은 여러 가지 증상들이 얼마 동안 계속되면 호전반응을 생각해야 합니다. 얼마 동안이란 몇 년씩 가는 것은 아닙니다. 그렇다고 하루아침에 치료되는 것 또한 아닙니다.

또 그 증상을 해결하기 위해서 새로운 약이 필요하다고 생각해도 좋으니 두통이 심하면 두통약을 먹어도 괜찮지만 그때는 부작용이 전혀 없는 한방약을 권하고 싶습니다.

14
호전반응이 나타나면
한방약으로 대응

앞에 말한 바와 같이 호전반응이 나타났을 때는 증상이나 병
에 따라서 한방약을 사용하는 방법이 있습니다. 그래서 병명별,
증상별에 따라 어떠한 한방약이 좋은지 소개하겠습니다.

① 화분증(알레르기성 비염): 소청용탕, 인삼탕, 향선산, 마황
  부자세신탕
② 알레르기성 체질개선: 십미패독탕, 온청음, 자고청간탕, 자
  박탕
③ 아토피성 피부염: 소풍산, 치두창일방
④ 수족냉증: 당귀작약산
⑤ 위궤양: 우하사심탕, 육군자탕, 안중산, 자고계지탕, 인삼
  탕, 사역산, 삼황사심탕, 가미귀비탕 등

⑥ 염증성 질환: 갈근탕, 십미패독탕

⑦ 토기: 이진탕, 소반하가복령탕, 육군자탕, 대자호탕, 위령
탕 등

⑧ 견비통: 갈근탕, 대자호탕, 조등탕, 삼황사심탕, 칠물강하
탕, 십미패독탕, 방풍통성산, 갈근가출부탕

⑨ 요통: 당귀건중탕

⑩ 화농: 십미패독탕, 길경석고

⑪ 가려움증: 육미환, 우차신기환, 당귀음자, 소풍산, 황연해
독탕

⑫ 주근깨: 당귀작약산, 온청음, 계지복령환

⑬ 건조성 피부염: 사물탕, 온청음

⑭ 관절통: 계지가출부탕, 오적산, 가공부자, 마행의감탕, 의
이인당, 소경활혈탕

⑮ 근육통: 작약감초탕, 마행의감탕, 의이인탕, 소경활혈탕,
갈근가출부탕

⑯ 재채기: 소청룡탕, 맥문동탕, 마황부자세신탕, 갈근탕

⑰ 두한(頭汗): 자고계지건강탕

이상과 같은 한방약과 프로폴리스를 병용하면 그 증상이 대단
히 편안해집니다.

15
호전반응이 많은
습진, 옻 등에 잘 듣는 한방약

호전반응 중에서도 특히 많이 나타나는 것이 얼굴 전체에 생기는 습진, 가려움증, 옻 등입니다. 프로폴리스를 사용하고 이런 증상이 나타났을 때는 약국에서 다음과 같은 한방약 엑기스를 사서 병용하거나 의사와 상의하기 바랍니다.

- 습진: 십미패독탕, 황연해독탕, 소풍산, 온청음, 월비가탕, 갈근탕, 소청룡탕, 계지복령환, 팔미지황환, 당귀작약산, 방풍통성산, 령강출감탕, 마행의감탕, 자호청간탕, 당귀음자, 갈근가출부탕

이상은 모두 먹는 약이지만 외용약으로서는 다음과 같은 것이 있습니다. 신선태을고를 우선 사용해 보기 바랍니다. 십미패독

탕가길경석고와 갈근탕가길경석고는 습진이나 여드름 등이 화농했을 때 사용합니다.

- 옻: 자운고, 신선태을고
- 여드름, 거친 피부: 계지복령환, 당귀작약산, 청상방풍탕, 십미패독탕, 온청음, 대황모단피탕, 의이인 엑기스
- 젖먹이 습진: 치두창일방
- 비듬: 마행의감탕, 대자호탕, 온청음
- 거친 손발: 계지복령환가의이인
- 피부궤양: 황기건중탕

이상 소개한 대부분의 한방약을 사용할 수 있습니다. 그렇게 되면 프로폴리스의 호전반응을 조금이라도 부드럽게 한다든지, 혹은 이러한 증상이 생기지 않는 체질로 개선시키는 것도 충분히 생각할 수 있습니다.

엑기스제이기 때문에 먼저 물에 타고 거기에다 프로폴리스 몇 방울(증상에 따라 증감)을 떨어뜨려 마셔도 좋습니다. 아이들이 먹는 경우는 프로폴리스 양을 어른의 반으로 하면 됩니다.

16
호전반응이 나타나면
프로폴리스 양을 가감한다

프로폴리스 판매회사에 근무하는 H씨는 한방에도 흥미가 있어서 가끔 우리 집에 들러서 이런 저런 얘기를 나누다가 최근의 프로폴리스 동향에 대해서 말한 적이 있습니다. 그런데 얼마 전 우리 집에 찾아온 H씨는 조금 흥분해서 다음과 같이 말했습니다.

"선생님, 프로폴리스가 서서히 대중화되어 가는 것 같습니다. 꿀벌의 산물로서 로열젤리처럼 사람들에게 알려지는 것도 시간 문제이며 또 올해는 프로폴리스가 대대적으로 인기가 높아질 것 같은 느낌마저 듭니다."

H씨는 이 말을 뒷받침이라도 하듯 자기회사 프로폴리스 제품의 판매실적이 점점 높아지고 있다는 것과 복용한 체험자의 감사 편지가 쇄도한다는 사실 등을 예로 들었습니다.

그의 자료에 따르면 호전반응의 증례는 지금 100명 중 2명 정도의 비율로 나타난다고 하였습니다.

"우리가 접수한 것으로는 프로폴리스를 사용하고부터는 혈압이 개선되었다는 50대가 예상외로 많고, 또 어릴 때부터 천식으로 고생하던 사람이 발작이 없을 때 계속해서 사용했더니 발작이 일어나지 않았다고 했습니다. 또 위장에 폴립이 있다고 진단받은 후 프로폴리스를 마셨더니 2개월 후 검사에서는 폴립이 말끔히 없어졌다는 증례도 있었습니다."

H씨는 이렇게 말했습니다. 이들에게서는 특히 눈에 띄는 호전반응은 없었다고 했습니다.

호전반응에 대해서 예민하게 반응하는 것도 좋지 않지만 부작용과 혼동하거나 지나치게 악화되는 것이 아닌가 하는 걱정을 없애기 위해 가능하면 많은 호전반응의 증례나 지식을 아는 것이 필요할 것입니다.

H씨는 호전반응이 나타난 사람에게 다음과 같이 충고를 한다고 합니다.

"이것은 호전되는 과정에서 나타나는 일과성의 증상이니 아무 걱정 말고 1~2일 정도 중지했다가 조금씩 사용하십시오."

H씨와 같이 호전반응이 나타났을 때는 상태를 보아 가며 사용량을 가감하는 것도 좋은 방법 중 하나라고 생각합니다. 사람에 따라 호전반응이 나타나는 양상이 다양하기 때문에 병원 약에 의한 부작용과는 큰 차이가 있을 수 있습니다.

따라서 프로폴리스의 경우 습진인 사람은 매일 30정씩(액체는 30방울) 1주간 사용하면 양쪽 뺨에 빨간 반점이 생긴다고 구체적으로 말할 수는 없으나 만약 그렇다면 치유되고 있다는 증세이므로 자기의 몸 상태에 맞게 양을 조절해서 혹은 하루 이틀 중지해 보는 것이 적절한 대응방법이라고 생각합니다.

17
프로폴리스는
약의 부작용 대책으로
효과적이다

프로폴리스에 관한 책을 보거나 외국의 문헌 등을 살펴보면, 호전반응에 대해서 역시 같은 의견이나 충고들을 볼 수 있습니다. 한방약이나 약초, 침술을 병용하였을 때 오히려 호전반응이 나타나는 확률이 적다는 증례를 말하며 프로폴리스 복용을 권하는 사람이 있습니다.

혈압강하제를 마시고 있던 사람이 부작용으로 코막힘이 심해지면서 기침까지 했는데 프로폴리스를 마시고부터는 양쪽 모두가 치유되었다고 합니다. 프로폴리스는 양약의 부작용에도 효과가 있다는 증거입니다.

아무튼 프로폴리스의 호전반응에 대해서는 지나친 과민반응은 보이지 않는 것이 좋으며, 많은 증례에서 알 수 있듯이 호전반응이 나타나도 프로폴리스를 계속 먹은 사람의 경우는 결국 호전되어 치유되었습니다.

양약의 부작용과 비교하면서 그 차이를 이해하는 것이 프로폴리스 음용을 계속할 수 있는 요점이라 하겠습니다.

봉침요법과의 병용에 대해 한마디 덧붙이면 일벌들의 침에 있는 독에는 액상의 봉독이 있고, 봉독의 주성분은 멜라틴이나 알부민이라는 단백질입니다. 봉독을 신경통이나 류머티즘 등의 치료에 이용한 민간요법은 옛날부터 성행했는데 '봉침요법'이라 부르고 있습니다.

봉침요법과 프로폴리스의 병용이 백혈병을 앓는 아이에게 효과가 있었다는 경우도 있습니다.

18
의사가 처방한 약이나 한방약과 병용 가능하다

　프랑스 왕가인 부르봉가의 문장은 백합인데, 나폴레옹은 꿀벌을 문장으로 선택했습니다. 나폴레옹이 대관식 가운을 꿀벌로 장식하도록 명령한 것은 너무나 유명합니다.

　나폴레옹이 꿀벌을 문장으로 한 이유는 다음과 같습니다. 이집트 역사의 시작에서부터 꿀벌은 고귀한 곤충으로 여겨졌으며 '노동과 질서, 부의 상징' 이기 때문이라고 합니다.

　고귀한 곤충으로 불린 꿀벌의 산물인 프로폴리스는 앞 장에서 소개한 것과 같이 여러 가지 병에 놀라운 효과가 인정된 증례가 있습니다. 모두가 프로폴리스만으로 치료한 것은 아니며 계속해서 사용하자 완치되었다는 사람도 있었습니다.

　한방약이나 민간약은 이와 같이 여러 가지 용도로 시험해서 그 사람의 체질이나 증상의 정도에 따라 그 양을 조절한다든지 또는 도중에 잠시 중지해서 몸의 상태를 관찰하는 것이 좋다고 생각합니다. 그것이 민간약의 좋은 점인데 그렇게 함으로써 부작용을 줄일 수 있고 양의가 처방한 약과의 병용이 가능합니다.

그래서 프로폴리스를 좀 더 다른 방법으로, 예를 들면 약(한방이나 민간약)과 병용해 보면 의외로 기대치 이상의 효과를 가질 수 있지 않을까 하는 호기심을 갖게 되었습니다.

오랫동안 동유럽이나 서구에서 사용하여 좋다는 프로폴리스의 약효에 대해서 최근에 알게 되었지만 우선 자기 스스로 경험하고 많은 실증례를 갖는 것이 중요하다고 생각합니다. 한방약도 원래는 민간약에서 출발한 것입니다.

아편에서 마취작용의 본체인 모르핀이 개발되고, 잉카인의 비약이던 키나피에서 키니네(항 말라리아 병)가, 그리고 영국의 디기탈리스란 식물의 잎에서는 강심제가 만들어지고 있습니다.

민간약이 근대의학에도 큰 공헌을 한 것이 사실입니다.『상한론(傷寒論)』이나『금궤요략(金櫃要略)』이란 한방의 고전에 소개된 한방처방도 처음에는 민간약에서 출발하였다는 사실을 상기하면 프로폴리스는 여러 가지 면에서 시험해 볼 가치가 충분하다고 생각합니다.

19
견비통, 요통, 피로회복에는
프로폴리스 입욕법이 최고

이 목욕법을 소개하기에 앞서 먼저 여기에 '프로폴리스 입욕 건강법' 이란 이름을 붙이고 싶습니다. 이것은 프로폴리스 연구소에서 독자적으로 개발한 입욕법으로 프로폴리스 액상을 사용합니다.

2인용의 욕조라면 1회 30그램 이상을 사용하면 되는데, 이상적인 양은 100그램입니다. 탕 속에 프로폴리스를 넣으면 욕조 내의 물은 백탁(白濁)해집니다.

탕 속의 물은 일반적으로 고온이 좋지만 40~50도 정도면 적당합니다. 혈압이 높은 사람이나 심장병 환자 이외에 건강한 사람이면 고온욕도 괜찮은데, 다만 프로폴리스를 넣은 물은 39도 정도로 조금 식히는 것이 좋습니다.

입욕시간은 최소한 20분, 길게는 30분 정도로 잡고 욕조에 몸을 담그고 있으면 혈액순환이 좋아지고 신진대사가 촉진되어 심신피로가 회복됩니다.

본래 입욕법은 프로폴리스를 넣지 않은 것도 효과가 있겠지만 프로폴리스를 넣으면 마음의 조급함이 진정되고 견비통, 요통에도 효과가 있습니다. 그 이유는 프로폴리스가 정혈작용을 하며, 강심제로서의 약효가 전체 피부에 깊숙이 침투하기 때문입니다.

프로폴리스 연구소에서는 프로폴리스를 넣은 탕 속에 들어가 있으면 몸의 나쁜 부위의 피부가 변색이 된다고 합니다. 예를 들면 위가 약하고 식욕이 없는 사람의 경우에는 위 부위에 검은 반점이 생기고 백탁한 물이 흐려진다는 것입니다. 그 탕에 1일 2~3회 들어가 앉아 있으면 위 상태가 좋아져서 식욕이 나며 음식 맛이 좋아 맛있게 식사를 할 수 있다고 합니다. 그럴 때 다시 프로폴리스탕에 들어가면 위 부위의 검은 반점이 나타나지 않으며 물도 흐려지지 않는다고 합니다. 사실 그러한 체험자는 남녀를 불문하고 몇 사람 있다고 합니다. 더욱 놀라운 것은 임파성 암으로 의사가 더 이상 치료할 수 없다고 한 55세의 남성이 프로폴리스탕에 들어갔다가 탕 속의 물이 검게 되는 바람에 크게 놀랐다는 것입니다.

10회 정도 입욕했더니 몸이 점점 좋아져서 의사가 오히려 크게 놀라며 프로폴리스가 어떤 물질인지 연구할 가치가 있다고 관심을 나타냈다고 합니다.

20
대장폴립 수술 후
프로폴리스 목욕으로 회복이 빨라지다

프로폴리스의 제암작용 여부에 대해서는 해명되지 않은 점이 있어서 논란이 있지만 이 남성과 같이 현재의 응용사례로서 효과가 확인된 것은 주목할 만한 가치가 있다고 생각합니다. 대장폴립 수술을 한 후 프로폴리스 목욕을 통해 순조롭게 회복단계를 진행했다는 체험자를 소개하겠습니다.

3년 전 대장에 생긴 폴립을 적출하는 수술을 했다는 58세의 남성의 경우인데, 그 남성은 한 달에 2~3회씩 프로폴리스 목욕을 하면서 매일 30방울 가량의 프로폴리스를 계속해서 마시자 다음과 같은 결과가 나왔다고 말해 주었습니다.

"탕 속의 물이 검어지면서 욕조 밑에 흑색 찌꺼기가 남았습니다. 개인적인 의견이지만 프로폴리스에 함유된 다종다양한 약리적 효과가 피하에 흡수되면서 몸속의 노폐물이 방출된 것이 아닌가 생각합니다."

그 남성의 경우는 호전반응도 나타나지 않았다고 합니다. 그 후 대장검사에서 폴립은 찾아볼 수 없었고 신체에 아무 이상이 없었다고 합니다. 몸의 내 · 외부에서 프로폴리스 약효가 작용한 경우라고 하겠습니다.

이 경우는 같은 병, 같은 증상의 사람에게 적용되는 것은 아니겠지만 프로폴리스 약효가 잘 나타난 예로서 참고하기를 적극 권장합니다.

21
미용도 프로폴리스 목욕으로

프로폴리스탕에 3회 들어간 일이 있다는 43세의 주부는 체험 담을 다음과 같이 들려주었습니다.

"30분쯤 편안한 자세로 앉아 있었습니다. 39도쯤의 수온이었 는데 탕에서 나온 뒤에도 몸이 후끈거려서 기분이 상쾌했습니 다. 가장 놀란 것은 피부에서 매끄러움과 윤기를 느낄 수 있었던 것입니다."

그 주부는 피부가 거칠어서 언제나 고민했었다고 합니다. 그 래서 한방의 미용제라는 계지복령환(桂枝茯苓丸)과 율무를 병용해 서 2개월쯤 계속 마신 일도 있었는데 그때는 피부가 그렇게 윤기 나지 않았다고 합니다.

그러나 1주일에 1회, 프로폴리스 30그램을 용해한 탕에 들어 갔더니 3회째는 피부가 놀랄 정도로 하얘졌다는 것입니다.

계지복령환은 냉증, 흥분, 변비, 생리통, 생리불순 등을 치유하는 효과가 있으며, 또 어혈이나 멍든 피부를 하얗게 하는 작용도 있습니다. 의이인(薏苡仁)은 옛날부터 피부약으로 사용했지만 사마귀를 없애는 약으로도 유명합니다.

보통 이 두 가지 한약을 1개월에서 3개월쯤 사용하면 피부의 광택이 좋아지지만 계지복령환은 모든 사람에게 똑같은 효과가 있는 것이 아니기 때문에 아마 그 주부에게는 맞지 않았는지도 모를 일입니다.

지금까지의 사례를 보면 냉증으로 허약하여 피부가 거무스레한 사람, 손바닥이나 발바닥에 식은땀이 나는 사람 모두에게 프로폴리스탕 입욕이 효과가 있다고 생각합니다. 프로폴리스가 혈액순환을 좋게 하고 몸의 긴장을 풀어 주는 작용을 하기 때문입니다.

미국에서는 프로폴리스가 함유된 샴푸나 여드름, 건성 피부에 사용하는 의약품이 판매되고 있는 등 여러 가지 피부병에 효과가 기대되는 외용약도 곧 시판될 것입니다. 목욕을 즐기는 사람들에게는 프로폴리스탕으로 즐기는 미용은 피부 관리에 최고인지도 모릅니다.

22
온천보다 더 경제적인 효과

1회에 30그램의 프로폴리스를 사용하는 입욕법은 가격이 비싸다고 생각할 수도 있습니다(흔히 사용하는 상품은 30그램).

그러나 그것은 개인이 혼자서 사용할 때의 일이고, 일반적으로 가족 4인이 3회 정도 용해해서 입욕해도 프로폴리스 효과는 기대되기 때문에 그리 비싼 것은 아닙니다.

피부병이나 미용에 효능이 있다는 온천에 간다고 가정해 봅시다. 사용료, 교통비, 숙박비, 기타 잡비를 포함해서 3박을 한다고 했을 때 훨씬 비싸게 먹힐 것입니다. 그렇다면 결국 온천욕이 프로폴리스 탕욕보다는 훨씬 사치스러운 목욕이 되는 것입니다.

가정에서도 온천에 간 것보다 편안하고 느긋한 마음으로 상쾌한 기분을 느낄 수 있고, 스트레스가 해소되는 것은 물론 매끈하

고 탄력적인 피부를 만드는 입욕법이니 어찌 보면 일석이조(一石
二鳥)라 할 수 있습니다.

23
삼림욕의 효과도 있는
프로폴리스 목욕

온천 붐의 영향으로 슈퍼마켓이나 수입상가에 가면 가정용 입욕제가 판매되고 있지만 그 효과는 진짜 온천보다는 아무래도 미흡하다고 봅니다.

피로회복이나 보온효과 등 나름대로의 작용은 있겠지만, 이러한 입욕제가 팔리고 있는 것은 온천작용이나 효과와 더불어 탕수(湯水)의 향기로 우아한 온천기분을 즐길 수 있기 때문일 것입니다.

유황천의 독특한 향기는 자연히 긴장을 풀어 줍니다. 그것이 자율신경작용을 진정시키고 스트레스 해소에 보탬이 되기 때문입니다. 고대 이집트인은 약초탕을 즐겨서 아름다운 피부미용에 이용했다고 합니다. 그중에서도 당나귀 젖을 넣은 탕 속에 들어가서 미용과 건강(피로치유)을 유지한 사람이 바로 클레오파트라였습니다.

이 밖에도 빨간 장미꽃잎을 욕조에 띄워 그 향기를 마시는 입욕법도 있습니다. 옛날부터 많은 사람들이 이용해서 민간요법으로 사랑을 받은 창포탕, 유자탕 등 약탕도 향기를 즐기는 입욕법이라 할 수 있습니다.

여담이지만 창포 뿌리에는 아사론(아코르스속 식물이나 아사름속 식물에 함유되어 있는 방향성 정유 성분으로 항염 작용 따위가 있어 약용한다.)이란 성분이 함유되어 있어 이것이 탕에 들어가면 상쾌함, 냉증이나 피부병 등에도 효과가 있다고 합니다.

또 레몬의 3배에 가까운 비타민C를 함유하고 있는 유자를 물에 띄우고 입욕하면 그 정유로서 혈류가 잘 돌고 몸이 따뜻해집니다.

프로폴리스의 냄새를 살펴보면 먼저 기분을 안정시켜 주는 진정효과가 있습니다. 바닐라나 시나몬(계수나무)과 비슷한 향기를 갖고 있어 외국의 어떤 연구에서는 프로폴리스의 PH도나 방향성이 미루나무의 새순에서 채취한 물질의 냄새와 같다는 것을 밝혀내었습니다.

프로폴리스 향기의 성분에 대해서는 아직 연구과정에 있지만 확실히 기분을 안정시키는 효과가 있습니다. 나도 연구소에서 프로폴리스 100그램을 용해시킨 탕 속에 들어간 일이 있었는데, 프로폴리스의 냄새를 맡으며 눈을 살그머니 감으니 파란 하늘이 보이는 푸른 숲속에 있는 기분이 되어 마음이 편안해졌습니다.

1장에서도 말했지만 미루나무에서 발생하는 피톤치드란 물질의 작용에 의한 것입니다. 피톤치드는 바이러스나 잡균을 죽이고 삼림 중의 공기를 맑게 합니다. 더구나 그 냄새에는 진정효과가 있고, 냄새를 흡입하면 부교감신경이 높아져서 온천과 같이 아세틸콜린(acetylcholine, 수많은 신경계 또는 시냅스와 골격근의 운동신경 종판에서 충격을 전달하는 물질)의 분비를 촉진시켜 줍니다.

아세틸콜린은 신경의 긴장을 풀어주고 말초혈관의 혈류를 원활하게 통과시켜 주는 작용을 하는데, 미지근한 물속에 몸을 담그면 느긋한 기분이 되는 것은 부교감신경의 말초에서 아세틸콜린이란 물질이 다량으로 분비되기 때문입니다. 프로폴리스 냄새에 삼림욕과 같이 진정효과가 있다는 것은 이러한 이유 때문입니다.

프로폴리스탕에 편안하게 누워 있으면 삼림 속에 있는 것과 같은 느낌이 드는 것은 또 하나의 효과가 있다는 것인데, 그것은 이러한 상상이 온천의 대역을 하고 있는 것입니다. 피로를 풀고 입욕의 이점을 얻을 수 있는 것도 온천 효과의 하나입니다.

24
약효를 높이기 위해
탕에서 나와
강하게 문지르지 않는다

프로폴리스탕에 대하여 한마디 더 부언하고 싶은 것은 프로폴리스 약효를 한층 높이는 방법입니다. 프로폴리스에는 항균작용이 있기 때문에 찰과상 등의 상처를 입었을 때, 또는 화상에도 프로폴리스 입욕법은 효과가 있다고 볼 수 있습니다. 상처나 화상 등의 외용에 좋을 뿐 아니라 건강유지와 질병 예방에도 도움이 됩니다.

프로폴리스 성분은 흡수력이 좋기 때문에 프로폴리스탕에 들어가면 그 성분이 피부를 통해 체내로 흡수되어 혈관 속으로 들어갑니다.

피부에서의 흡수는 그 성분이 피부에 부착되어 있는 동안 계속되어서 모처럼 피부에 묻은 성분을 탕에서 나오자마자 씻어 버린다든지 수건으로 닦아 버리면 그만큼 프로폴리스가 갖는 유효한 작용이 약화됩니다. 그러므로 탕에서 나오면 가급적 물기를 가볍게 닦아서 자연적으로 몸을 건조시키는 것이 좋습니다.

겨울에 입욕할 때에는 탈의실에 히터를 켜 놓고 입욕하는 것이 좋습니다. 탈의실이 따뜻하면 물기만 닦아도 몸이 절로 말라서 맨몸으로 있어도 온도차가 없고 감기에 걸리는 일도 없습니다. 입욕 효과에 대해서는 다음과 같이 생각하고 있습니다.

나는 월말에는 병원을 닫고 온천에 가서 휴양을 합니다. 온천의 효과는 이렇습니다. 탄산천에도 유황천에도 함유되어 있는 어떤 종류의 가스 성분이나 식염천의 나트륨이온, 철이온 등이 앞서 말한 바와 같이 피부선 등에서 혈관으로 들어가 소량이겠지만 화학작용을 발휘할 것입니다.

이 성분들이 뇌에 있는 호르몬의 중추인 뇌하수체를 자극해서 호르몬 분비를 조정하고 몸의 활동력을 촉진시킬 것입니다. 이러한 사실은 모든 온천연구자들이 밝혀 주고 있는데, 온천에 들어가면 식욕이 증진되고 동맥경화가 예방되는 것 등은 모두가 그런 이유 때문입니다.

이러한 경우에서 살펴본 바와 같이 프로폴리스가 피부를 통해 체내에 들어가면 프로폴리스의 항균성이나 바이러스 억제효과 등이 체내에 활성 성분으로 대체되어 필요에 따라 유효하게 활용되는 것이 아닐까 생각합니다.

왜 프로폴리스탕에 들어가면 피부에서 윤기가 나고 모든 병에도 효과가 있는지 그 불가사의한 작용은 현대의학에서 아직도 해명되지 않고 있지만 현시점에서는 프로폴리스의 신비한 효과라고밖에 말할 수 없겠습니다.

25
기포욕(氣泡浴)으로
프로폴리스 효과를 한층 높인다

　프로폴리스 약효를 높이는 입욕법 중에서 여러분들에게 권하고 싶은 것은 기포욕입니다.

　프로폴리스 성분을 피부 깊숙이 침투시키기 위해서 기포를 일으키는 장치를 욕조 속에 설치해 두면 그 기포의 자극에 의하여 침투온열효과나 마사지 효과가 나타납니다. 물속에서 일고 있는 작은 기포군에 의해서 프로폴리스의 놀라운 거품이 온몸을 휘감아 혈류를 촉진시킵니다.

　입욕의 다종효과와 맞닿아 피부의 내부에 프로폴리스를 골고루 전해 주는 효과가 있습니다. 기포장치가 없더라도 프로폴리스탕에 들어가서 손과 발이나 피부를 손으로 마사지한다든지 목이나 어깨 부위를 잘 문지르면 피부에 자극을 주게 됩니다. 피부에 침잠된 노폐물도 피부 깊숙한 곳에서 빠져나와 탕 속에 용해

됩니다.

프로폴리스 목욕법은 피부 표면의 때를 벗기는 것뿐만 아니라 몸속까지 따뜻하게 하여 피의 흐름을 활발하게 하기 때문에 살갗에 윤기와 탄력을 줍니다.

안색이 파랗고 혈색이 나쁘던 사람도 프로폴리스 목욕을 한 다음날 아침에 거울을 본다면 몰라보게 윤기 있는 혈색으로 달라진 모습을 확인할 수 있을 것입니다.

이와 같이 프로폴리스탕은 온천에 가는 것보다 경제적이며, 온 가족이 건강을 증진시킬 수 있기 때문에 가정에 즐거움도 많아질 것입니다. 가족 모두의 건강증진과 질병예방에도 효과적이란 사실을 생각하면 그 나름대로의 가치가 있을 것입니다.

26
알레르기성 질환에는 분무(噴霧)상태의 프로폴리스를 흡입

프로폴리스를 내복이나 외용에 그리고 입욕에도 응용할 수 있다는 얘기를 했는데 이번에는 좀 다른 사용법을 소개하고자 합니다.

현재 시중에서 판매하고 있는 프로폴리스 제품 중에는 프로폴리스 액을 붉게 무상(霧狀)으로 해서 스프레이 용기에 넣은 것이 있습니다. 용기의 모양은 립스틱보다 조금 굵고 뚜껑을 열고 윗부분을 누르면 스프레이식으로 분사되어 나오는 형식입니다.

이런 형태의 제품은 천식이나 알레르기성 비염, 화분증 등 알레르기성 질환으로 고생하는 사람들이 쉽게 사용할 수 있고 그 효과도 크게 기대됩니다.

가정에서 옷을 다릴 때 사용하는 분무기를 이용해도 좋습니다. 화분증으로 눈이 가려울 때에는 눈에, 재채기나 콧물이 날 때는 코에 분무하는데, 그 효과는 이루 말할 수 없습니다.

알레르기 체질이란 외부에서 이물질이 체내에 침입했을 때 인체가 본래 가지고 있던 방위반응(항원항체 반응)이 과잉되는 상태를 말합니다. 그래서 이 알레르기의 원인물질을 알레르겐이라 하는데, 보통사람에게는 아무것도 아닙니다.

예를 들면 먼지나 공기 중에 떠 있는 화분이나 세균, 곰팡이 같은 흡입 알레르겐과 계란이나 우유 등 식물 알레르겐이 알레르기의 원인이 됩니다.

이들 알레르겐이 체내에 들어가면, 기관지가 경련을 일으킨다든지 점막이 부어서 분비물의 양이 증가하고 이로 인해 호흡기관이 좁아져 심하게 기침을 하는 발작이 일어나는 것입니다. 발작을 진정시키기 위해서는 한방약이나 식사요법으로 체질을 개선한다든지 체조 등으로 체력을 강화시키는 장기적인 대책이 필요합니다.

그러나 스프레이를 사용하여 프로폴리스액을 입속에 뿜어 넣으면 심한 기침도 감쪽같이 멈추는데, 이는 프로폴리스가 기침으로 상한 기도의 점막을 보호하는 역할을 하기 때문입니다.

다시 말하면 프로폴리스 성분에 함유된 항균, 염증방지, 마취효과, 세포재생효과 등이 기도의 점막에 붙은 병원균에 굉장히 효과적으로 대응한다는 것입니다. 스프레이가 없을 때는 프로폴리스 한 방울을 미지근한 물에 타서 그것으로 가글링을 하거나 양치질을 하면 구강 소독에 유용하므로 감기 같은 것이 유행하는 시기에 외출했다가 집에 돌아오면 반드시 실행해 보기 바랍니다.

프로폴리스를 묽게 해서 그 물로 양치질을 하는 것은 한방과 마찬가지로 항생물질 등을 이용해서 감기균을 죽이는 것이 아니라 어디까지나 자연치유력을 최대한으로 발휘하기 쉬운 상태로 만들기 위한 것입니다.

프로폴리스를 스프레이로 사용할 때는 먼저 원액을 묽게 해서 사용해야 하며, 원액을 옮길 때는 금속제품이나 플라스틱 그릇은 피하고 도기나 유리그릇의 스프레이(향수용 스프레이가 최적)를 선택해야 합니다. 원액을 묽게 할 때는 보통 마실 때 사용하는 컵에 5~6방울의 프로폴리스 원액과 물(가능하면 생수, 수돗물도 좋음)을 넣어 섞은 후 이 묽은 액을 깨끗한 스프레이 용기에 넣어 보관하면 좋습니다.

27
기관지천식 예방과
치료에도 효과적

호흡기 질환으로 고생하는 사람들의 대부분이 조속히 치료하고 싶어 하고 빨리 완쾌되기를 바라는 병이 바로 천식입니다.

소아천식의 경우는 천식(숨을 쉴 때 '사악' 하고 숨소리가 나는 것)을 동반하는 호흡곤란의 발작이 특징인데, 이 발작은 기후나 온도변화와 깊은 관계가 있습니다.

계절적으로 봄, 장마철, 가을 등 기온이 고르지 못한 시기에 따뜻한 곳에 있다가 갑자기 찬 공기를 맞는다든지 기온차가 심한 환절기에 찬 곳에 있다가 이불 속에 들어가서 체온이 올라갔을 때에 발작합니다.

아이들의 경우도 그렇지만 어른의 경우에는 불완전한 자율신경이나 걱정, 스트레스가 발작의 원인이 되는 경우도 있습니다.

증상이 가벼울 때는 기침이나 재채기에 천식이 조금 동반하는 정도지만 중증이 되면 앉아서 몸을 앞으로 쭈그린 자세를 취하지 않으면 숨쉬기가 곤란합니다. 더욱더 심하게 되면 치아노제(혈액 속의 산소가 줄고 이산화탄소가 증가하여 피부나 점막이 파랗게 보이는 증세)를 일으키는데, 그것을 그냥 두면 생명에 위험을 주는 경우도 있으므로 주의해야 합니다.

현대의학에서도 여러 가지 치료법을 시험하고 있지만 이것이라고 딱 꼬집어 말할 만한 결정적인 치료법은 아직 없습니다. 한방에서는 기관지천식의 치료에 있어서 발작시의 처치와 발작이 없을 때 체질을 개선하는 방법의 처치를 나누어 각각에 맞게 처방하는데, 보통은 후자 쪽에 중점을 두고 약을 처방합니다. 참고로 처방약을 소개하자면 소청용탕, 마부감석탕, 주박탕, 신비탕, 인삼탕 등입니다.

한방약은 꽤 오랫동안 복용하지 않으면 효과가 쉽게 나타나지 않기 때문에 도중에 그만두는 사람이 많습니다. 쉽게 완치되지 않는 천식에 대단한 효과가 있는 방법인 프로폴리스 액을 스프레이를 사용하여 입안 깊숙이 뿜어 넣는 것을 권합니다.

앞에서도 말했듯이 입속의 세균을 죽이는 프로폴리스의 항균작용, 항염증작용 등이 유효하게 작용해서 꽤 심한 기침도 4~5회만 입속에 뿜어 넣으면 점점 가라앉습니다.

28
코감기 예방에는
코에 한 번 분사한다

분무기에 넣은 프로폴리스를 콧구멍 속에 분사해 보십시오. 호흡기의 증상 중에 코감기나 알레르기성 비염, 만성 비염 등 콧병에는 효과가 잘 나타납니다.

코감기는 코막힘, 재채기, 가려움증, 후각장애는 물론 온몸이 나른하고, 오한과 함께 심한 두통이 나타나는 경우가 있습니다.

이럴 때는 감기 초기이기 때문에 조속히 프로폴리스를 콧구멍 속에 뿌려 넣으면 콧속이 부드러워지면서 코막힘이 사라집니다.

알레르기성 비염이 있는 사람은 특히 코감기에 걸리기 쉬우며, 인후가 약한 사람은 편도선이 붓기 쉽고 그로 인해서 감기에 걸리기 쉬우므로 항상 주의해야 합니다.

그리고 감기가 의심될 때는 콧구멍이나 목구멍 깊숙이 프로폴리스를 분사하면 감기가 예방됩니다. 프로폴리스의 항균작용으로 코나 목구멍 등의 저항력(면역기능)을 높여 감기 바이러스나 세균을 억제하는 원리입니다.

29
화분증의 재채기, 눈물에도
한 번만 분사한다

실내의 먼지, 이른 봄의 꽃가루, 가을의 돼지풀 등에 의한 알레르기성의 감기는 지방사람보다 도시사람이 더 걸리기가 쉽습니다.

"갑자기 재채기가 나오면서 콧물이 줄줄 흐르는데, 심할 때는 재채기와 함께 눈에서 눈물이 나는 일이 있습니다. 이럴 때는 주위 사람들에게도 대단히 불쾌한 영향을 주므로 입에서 마스크를 뗄 수가 없습니다. 화분을 멀리 하려고 무척 신경도 썼지만 감기가 완치되지 않으면 낫지 않습니다."

2년 전부터 화분증으로 고생하는 주부는 올해도 그 생각을 하고 있었습니다. 그러던 어느 날, 친지로부터 스프레이식 프로폴리스를 구해서 속는 셈치고 사용해 보았다고 합니다. 3월에 접어들면서 화분증이 심해져서 콧속에 한번 뿌렸더니 코막힘이 없어지고 콧물도 말끔히 사라져서 자기 자신도 놀랐다고 합니다.

"눈물도 나오지 않게 되었어요. 스프레이여서 처음에는 콧속에만 뿌렸습니다. 아침에 눈을 뜨자마자 바로 침대에 누워서 콧구멍 속에 뿌리는 게 전부입니다. 그리고 식사를 마치고 설거지나 집 안 청소 전후에는 눈에도 뿌렸습니다. 3일쯤 지나자 재채기 횟수가 줄고 5일쯤 지나서는 거의 사라졌습니다. 낮에는 외출에서 돌아오면 바로 코와 눈에 한 번씩 분사합니다."

그녀는 빨리 낫고 싶은 마음에 열심히 프로폴리스를 사용했습니다. 부작용이 전혀 없다고 해서 이번에는 눈에도 뿌렸다고 합니다. 놀라운 것은 심할 때는 재채기를 하면 눈물까지 줄줄 나왔는데 이젠 그러한 증상이 감쪽같이 사라졌다는 것입니다.

이러한 사례 또한 프로폴리스의 항균작용, 소염효과, 점막이상에 중요한 작용을 하는 세포재생효과 등이 명확하게 드러난 결과로 보아도 좋을 것입니다.

30
결막염에도
희석해서 눈에 분사한다

　친지로부터 눈이 빨개지는 증상인 결막염 때문에 고생을 무척하고 있다는 얘기를 들었습니다. 나는 프로폴리스 스프레이 형태의 제품을 사용한 경험이 있기 때문에 그의 증상에도 혹시 효과가 있지 않을까 하는 생각을 했습니다.

　눈의 표면은 중앙의 각막이란 투명한 부분을 제외하고는 결막이란 막으로 싸여 있는데, 이 결막은 눈의 가장자리에 붙어 있어서 염증이 일어나기 쉽습니다. 눈이 충혈해서 빨개지고 눈곱이 끼는 것이 결막염의 증상입니다.

　결막염은 눈에 세균이 들어가서 생긴다든지 광학스모그나 겨울의 눈(雪) 반사, 여름의 강한 태양광선 등이 원인이 되는 경우도 있습니다.

　유아나 초등학생 등 대부분 어린이들이 잘 걸리는 유행성 결막염은 수영장에서 잘 전염되기 때문에 풀(pool)성 결막염이라고도 부릅니다. 이것은 아데노바이러스에 의한 것으로 결막염뿐만 아니라 각막염까지 일으킬 수 있습니다. 백안(안구결막)이 충혈되고 눈 안에 무언가 굴러다니는 듯한 이물감이 있고 눈물이 많이 나는 것이 그 시초입니다.

병원에 가면 항생물질의 연고나 점안약을 주며 1~2주간 투여하게 합니다. 유행성 결막염에 걸리면 유치원이나 학교는 가지 않도록 주의하고 집에서 편히 쉬어야 합니다. 염증이 심할 때는 목욕도 절대 해서는 안 됩니다.

그러한 증세가 있는 어린이에게는 안과치료와 병용해서 한방의 갈근탕이나 월비가술탕, 소청용탕 등을 먹이면 효과가 있습니다.

그러나 그것보다 더 효과적인 것이 바로 프로폴리스입니다. 스프레이로 되어 있으면 점안약을 넣기보다는 자기 스스로 간단히 뿌려서 넣을 수 있습니다.

눈에 뿌리면 처음에는 잘 스며들기 때문에 아주 묽게 만든 용액을 사용해야 하며, 프로폴리스의 항균작용, 염증억제작용으로 충분히 좋은 결과를 얻을 수 있을 것입니다.

31
애연가는
필터에 한 방울 떨어뜨려
사용한다

애연가들을 위해서 프로폴리스 활용 방법을 소개할까 합니다. 질병치료와는 직접 관계는 없지만 담배를 비롯한 석유 등 화학연료의 연소에 의해 발생하는 타르라는 화합물은 발암물질입니다. 발암물질인 타르 예방에 프로폴리스가 유효하게 작용하는 것을 소개하겠습니다.

40세 이상의 세대는 '암 연령' 이라고 부르는데 암은 무엇보다 중요한 성인병 중의 하나입니다. 암은 유아에서 노인까지 폭넓은 연령층에서 발생하고, 고령화되면서 암 진행의 위험성은 점점 높아집니다.

최고의 암 예방책은 이 병에 대한 지식을 갖는 것입니다. 그중 하나가 담배와 암과의 관계입니다. 담배를 피우는 양이 증가하면 폐암에 걸릴 확률이 함께 증가한다고 합니다. 골초라도 일생

동안 폐암에 걸리지 않는 사람도 간혹 있지만 담배를 피우지 않는 사람이 폐암에 걸리는 경우도 있습니다.

현대의학이나 의료기술 등의 발달로 암을 조기발견할 수 있게 되면서 근본적인 치료도 가능해졌습니다. 스스로 예방하고 노력하여 암을 극복한 사람도 많습니다. 그런 관점에서 담배에 함유되어 있는 타르화합물을 조금이라도 줄이는 것이 골초가 할 수 있는 예방책의 하나인지 모릅니다.

필터 담배를 피우는 사람은 필터의 흰 부분이 담배를 피워감에 따라 다갈색으로 변하는 것을 볼 수 있을 겁니다. 필터의 앞부분에 프로폴리스를 한 방울 떨어뜨려 담배를 피우면 필터색이 누렇게 변하지 않습니다. 필터에 흡수된 프로폴리스가 마치 흡수지처럼 엷은 막이 되어 타르화합물을 흡수해버림으로써 일어나는 현상입니다.

꿀벌이 수집한 프로폴리스를 벌집 내부나 벽에 엷게 발라서 수리나 보강에 쓰고 부패나 산화를 방지하는 작용도 한다는 얘기에 대해서는 1장에서도 언급했지만 필터에 바른 프로폴리스도 이러한 작용을 하는 것 같습니다. 필터에 프로폴리스를 발라서 피우면 담배맛은 다소 변하지만 위화감은 전혀 없습니다.

일설에 따르면 프로폴리스에 함유된 플라보노이드가 체내에 들어가 타르화합물이 활성화하는 것을 막고 암을 예방한다고 합니다. 우선은 담배를 너무 많이 피우지 않도록 주의해야 하지만

타르화합물을 필터 단계에서 제거시키는 프로폴리스를 이용해
보는 것을 권합니다.

32
마유와 병용으로
통증이나 불쾌감 해소

    프로폴리스는 천연 산물이기 때문에 마유와 같은 천연약과도 잘 혼합되어 상승효과가 크게 나타납니다. 응용한 예는 2장에서도 잠깐 말했지만 의외의 병이나 증상에도 효과가 있기에 소개하겠습니다.

    먼저 프로폴리스와 마유를 같이 사용해도 부작용이 전혀 없어서 안심하고 쓸 수 있다는 점을 강조하고 싶습니다.

    우리 병원에는 마유와 한방약의 내복, 외용약을 병용한 결과 여러 가지 피부병이 나았다든지 요통, 치질, 욕창이 좋아졌다든지 또는 기미나 주름이 없어지고 피부에 윤기가 돈다든지 하는 환자들의 사례가 많이 보고되어 있습니다. 그래서 이번에는 프로폴리스를 보다 적극적으로 활용해 보려고 생각하는 중입니다.

    마유는 왜 효과가 있는가에 대해서 잠깐 언급하겠습니다. 마유의 중요한 특징은 피부의 심층부에 강력하게 침투한다는 것입니다. 피부에 바르면 수 초 안에 피부에 스며들며 피부 깊숙이 침투된 마유는 내부의 공기를 차단하는 것은 물론 유막을 쳐서 외부의 공기를 차단시킵니다.

다시 말해서 2차적인 산화방지 작용을 한다는 것입니다. 마유 연구자의 말을 인용하면 피하조직 1밀리의 깊이까지 침투한다고 하는데, 침투한 마유는 세균류를 흡수하고 기름 속에 가두어 버리기 때문에 세균 활동을 억제하고 피부의 화농을 막아 버린다고 합니다. 또 혈류를 좋게 하고 염증(부종이나 열, 통증 동반의 증세)을 부드럽게 하고 환부의 열을 슬며시 제거하는 효과도 있습니다.

프로폴리스와 마찬가지로 마유 또한 항균 · 항염증 · 진통작용 등을 일으키기 때문에 두 가지를 함께 사용함으로써 그 작용이 한층 강력해지는 것입니다.

33
프로폴리스와
마유 혼합 연고 제조법

프로폴리스와 마유를 혼합한 연고 제조법을 설명해 보겠습니다. 염증을 억제하고 살균효과도 있고 육아(肉芽, 피부의 상처가 낫기 시작할 때 나타나는 빨간 세살 조직) 형성작용이 있는, 프로폴리스와 마유를 혼합한 '프로폴리스 혼합 연고'를 만드는 것입니다.

연고의 비율은 마유 30그램에 프로폴리스 10방울을 넣으면 좋은데, 구체적으로 말하면 마유 한 병이 70그램이라면 프로폴리스 20~25방울 비율로 혼합합니다. 이 연고는 화상이나 욕창 등의 환부에 바르면 효과가 있습니다.

34
심한 욕창은
환부에 바르고 마사지한다

화상의 경우는 앞에서도 소개한 바와 같이 화상의 정도에 따라서 바르는 방법이 달라집니다. 욕창의 경우도 정도에 따라 방법이 달라집니다. 욕창이 생기기 전이나 환부가 빨개진 상태일 때는 환부에 직접 바릅니다. 환부 주위를 마사지하면 혈류가 좋아져서 더욱 효과적입니다.

욕창이 진행되어 환부가 짓무른 상태일 때는 환부 주위를 미지근한 물로 깨끗이 닦아 내고 바릅니다. 다만 환부에는 거즈에 묻혀서 붙이고 주위의 건강한 피부에는 조금 더 많이 바르고 가볍게 마사지합니다.

이렇게 하면 프로폴리스의 항균, 항염증 작용으로 욕창 부위나 그 주변의 병원균이 다른 곳으로 퍼지는 것을 막고 또 염증이 번지는 것도 막을 수 있습니다. 게다가 진통효과로 인하여 통증도 수그러질 것입니다. 한방연고인 신선태을고도 욕창에는 대단히 효과가 있습니다. 또 마유와 신선태을고를 혼합해도 좋고 프로폴리스를 병용하면 더욱 높은 효과를 얻을 수 있게 됩니다.

35
치질은 하루에 한 번
취침 전 환부에 바르면 좋다

치질 통증은 경험자가 아니면 모를 정도로 고통이 심하다고 합니다. 치핵의 통증이나 출혈을 멈추기 위한 방법으로 프로폴리스와 마유 혼합 연고는 대단한 효과가 있습니다. 프로폴리스는 진통, 항염증, 살균 그리고 육아(肉芽)형성 효과를 가지고 있기 때문입니다.

마유는 피부에 잘 흡수될 뿐만 아니라 퍼지는 힘이 좋아서 프로폴리스만 사용하는 것보다는 혼합한 연고가 바르기 쉽습니다. 이 방법을 『치력(痔歷) 20년』이란 잡지사의 기자에게 권했더니 곧바로 건강식품점에서 프로폴리스와 마유를 구해서 실험해 보았다고 합니다.

"선생님, 효과가 최고였습니다. 목욕 후 인지로 환부에 발랐습니다. 다음날 아침 배변 후에 치핵이 나와 있지 않았습니다. 평상시 같았으면 통증이 심해서 화장실에 가는 것조차 두려웠을 텐데…"

치질에 효과가 뛰어나다는 체험사례를 들려준 기자에게 2~3일 후에 전화가 왔는데 생기 있는 목소리로 이렇게 말했습니다.

"원고를 쓴다든지 자료를 읽는다든지 하루 종일 앉아서 일하기 때문에 운동부족으로 변비가 생긴 것 같은데 치질의 원인과 관계가 깊다는 생각이 들었습니다. 치질이 좋아지니 변비도 좋아지고 있습니다."

그의 고통이 프로폴리스를 사용한 후 즉시 사라졌다는 기쁨의 전화였습니다. 사실 생각보다 빨리 나타난 약효에 놀랐지만 치질은 몇 번이나 되풀이해서 나타나기 때문에 안심하지 말고 계속해서 발라야 하며, 변비가 생기지 않도록 우엉 등 섬유질 야채를 충분히 섭취하라고 이야기했습니다. 상태에 따라서는 한방약인 을자탕을 복용하도록 충고했습니다.

잡지사 기자의 경우는 치질에 의한 항문 주위의 염증, 통증, 출혈 등에 프로폴리스의 약효가 유효하게 작용한 좋은 예라고 할 수 있습니다.

36
여드름 치료에는
프로폴리스 혼합 화장품이 좋다

루마니아에는 국제양봉대학이 있습니다. 놀라운 것은 꿀벌에 관한 것을 연구하는 대학이 존재한다는 사실입니다. 더구나 그 대학연구소에는 화장품 담당자도 있고, 많은 연구가가 활동하고 있습니다. 이렇듯 루마니아는 꿀벌에 관한 연구에서는 동유럽 내에서도 역사와 전통이 있는 나라입니다.

루마니아에서는 벌써부터 프로폴리스를 혼합한 여드름 치료약이 판매되어 일반인들이 사용하고 있습니다. 일본에서는 프로폴리스를 함유한 화장품과 다양한 스킨케어 제품이 연구대상이 되고 있습니다.

자연에서 얻은 것을 그대로 사용하는 것이 세계적으로 활성화되고 있는 이때에 프로폴리스와 같이 부작용이 없는, 더욱이 피부에도 유효한 여러 가지 약효가 있는 민간약의 활용이 앞으로 더욱 활성화될 것으로 기대됩니다.

이미 프랑스, 독일에서는 여드름이나 피부용 크림, 탈모, 가려움증을 없애는 샴푸에 프로폴리스를 혼합한 제품들이 다양하게 판매되고 있습니다.

러시아에서는 여드름 치료제나 탈모 방지제, 헤어스프레이 등에 프로폴리스 추출액을 배합한 제품이 쓰이고 있습니다.

어느 프로폴리스 회사는 프로폴리스를 활용한 탈모 방지용 제품이나 살균소독제 등을 개발하는 중이라고 합니다.

외국에서는 왜 프로폴리스 첨가 화장품이 상품화되고 주목을 받고 있는 것일까요? 그 이유는 프로폴리스의 항균작용이 피부 세포를 활성화·항산화시켜 기미, 주근깨, 사마귀 등에도 긍정적인 효과를 주기 때문입니다.

37
프로폴리스 크림 만드는 방법

피부의 신진대사를 활발하게 한다는 프로폴리스를 사용해서 우리 스스로가 독자적으로 화장품을 만들 수는 없을까요?

저와 함께 한방을 연구하고 프로폴리스 치료법을 지도하고 있는 자연미용 연구가에게 프로폴리스 크림 만드는 방법을 말했더니 그는 다음과 같은 흥미 있는 얘기를 들려주었습니다.

"옛날부터 전해오는 천연화장품 원료란 벌꿀, 해초, 약초(Herb) 등을 주원료로 한 것이죠. 향료, 타르색소, 계면활성제, 광물유 등 석유화학 물질을 함유하지 않은 화장품에는 프로폴리스를 혼합해서 사용하는 방법이 있었습니다."

천연색소를 그대로 사용한 화장품이라면 프로폴리스가 갖는 세포 활성화작용이나 항산화작용도 손상시키지 않습니다. 피부 본래의 작용을 손상시키기 쉬운 합성크림이 아니기 때문에 건조한 피부에도, 지방성 피부에도 사용할 수 있습니다.

어느 제품이든 미용 크림에는 계면활성제가 포함되어 있습니다. 계면활성제는 피부에 좋지 않습니다. 클레오파트라는 아니지만 천연오일을 사용하는 것이 좋을 것입니다. 피부가 아름답다는 것은 바로 건강의 상징입니다. 매일 사용하는 화장품은 천연원료 그대로의 것을 사용하는 것이 피부 손질에 좋습니다.

특히 여드름이 나기 쉬운 지성 피부를 가진 사람은 천연원료 화장품에 프로폴리스를 혼합해서 사용하면 항균작용, 항염증작용 등의 프로폴리스 약효를 배로 얻을 수 있습니다. 여드름 등은 세균에 감염되어 화농할 때가 있지만 프로폴리스는 그것을 예방하는 역할을 합니다. 프로폴리스를 혼합한 마유는 좋은 예라고 할 수 있습니다.

이를 이용하여 얼굴 마사지를 할 때는 밤에 잠들기 전에 안면 근육의 주행(이마, 비근의 T-Zone, 안쪽 뺨, 눈가, 턱 등)을 따라서 합니다. 매일 계속하면 사람에 따라서는 1주일에서 10일쯤이면 얼굴에 윤기가 생기고 눈가의 잔주름도 없어질 것입니다.

38
미용의 적인
기미나 주근깨도 제거된다

기미와 주근깨는 여간 신경 쓰이고 귀찮은 존재가 아닙니다. 기미와 주근깨를 없애는 것은 쉬운 일이 아니며 주근깨에 대해서는 지금까지 치료법이 없다고 할 정도입니다.

그러나 프로폴리스면 그것도 가능하지 않을까 생각합니다. 나는 얼굴이나 손등에 갈색반점(노인성 기미)이 있는데, 이것은 피부의 노화현상 중 하나입니다.

실은 2년 전 프로폴리스 혼합 마유를 만들어서 면도 후에 얼굴에 발랐습니다. 1개월쯤 지난 후 어느 날 모친께서 얼굴 기미가 없어지는 것 같다고 해서 거울을 보았더니 뺨에 있던 기미가 많이 사라져 있었습니다. 그 후에도 계속 사용했는데 나중에 보니 기미뿐만 아니라 손등의 반점도 많이 없어졌습니다. 마유를 바를 때는 손등에도 같이 발랐기 때문이라 생각합니다.

기미나 주근깨가 생기는 것은 멜라닌 색소가 생성되기 때문인데, 젊었을 때는 활발한 신진대사로 인해 새로운 세포가 계속해서 만들어져 직사광선을 받아도 햇빛에 그을린 것이 남지 않으나 나이를 먹으면서 남녀 모두 멜라닌 색소가 표피에 침착되어 기미나 주근깨가 생깁니다.

프로폴리스는 혈액순환을 촉진해서 혈액을 좋게 하고 피부의 저항력을 증가시키는 작용도 있기 때문에 젊은 여성의 경우, 햇빛에 그을린 뒤 기미가 남았을 때 화장품 대신 프로폴리스를 혼합한 마유를 바르면 회복이 훨씬 빨라집니다.

프로폴리스는 피부에 침투해서 신진대사를 활발하게 해주기는 하지만 직접적으로 피부를 희게 하는 것은 아닙니다. 하지만 피부에 적당한 윤기를 주어서 부드러운 살결을 간직하게 하는 것은 확실합니다.

노인성 기미는 소위 과산화지방질과 관계가 있습니다. 일상생활에서 프로폴리스를 혼합한 마유를 사용하면 기미가 생기는 것을 억제하는 것도 가능합니다.

또한 이 방법은 지인이 직접 실행한 것을 예로 들어 볼까 합니다. 지인은 프로폴리스를 모두 마신 뒤 병에 남아 있는 몇 방울의 프로폴리스를 이용했는데, 병 속에 생수를 넣어서 화장수 대신에 아침저녁으로 얼굴에 발랐다고 합니다. 2~3일 후 아침에 잠을 깨어 보니 피부가 전에 없이 매끈해진 것은 물론 피부에

서 윤기가 나고 엷은 화장을 해도 그렇게 기분이 좋을 수가 없다
며 대단히 기뻐했습니다.

39
한방의 미용약과
병용해서 마신다

예로부터 여성은 아름다움을 가꾸기 위해 여러 가지 화장품을 이용해 왔습니다. 일본에는 최초의 의학서인 『의심방』에 '미인방' 이라는 여러 가지 미용법이 있습니다. 미인방의 내용 중에 다음 내용이 소개되어 있습니다.

얼굴을 가꾸는 기술로서는 행인(杏仁, 한방에서 쓰는 약재로 살구씨의 속을 말함) 한 되, 참깨 껍질을 벗겨 가루로 빻은 것 다섯 되를 혼합해서 기름에 졸여 찌꺼기를 버리고 마자인(麻子仁, 일명 삼씨. 한방에서 난산(難産)·공수병(恐水病)·변비에 쓰이는 약제) 반 되를 더 넣고 또다시 졸여서 하얗게 된 것을 얼굴에 바르면 추위에도 견디고 윤기가 나서 마치 선녀처럼 된다.

행인은 살구씨, 마자인은 대마씨이니까 고대의 여성도 크림을 피부미용에 사용했다는 증거가 됩니다.

이 연고를 현대식으로 말하면 바로 합성 약품이 들어 있지 않은 순수한 천연크림이 되는 셈입니다. 그러면 현대 한방에서 미용을 위해 쓰이는 것은 어떠한 것이 있을까요?

대표적인 것으로 기미, 주근깨, 여드름, 거친 피부, 검은 피부에 잘 듣는 한방 미용약 '계지복령환(桂枝茯苓丸)'이 있습니다.

이 한방약에 프로폴리스를 몇 방울 떨어뜨려 복용하면 그 상승효과로써 더욱 약효를 극대화시킬 수 있습니다.

계지복령환에 함유된 생약은 미용을 돕는 이뇨작용이나 항균, 항염증, 항바이러스 등의 효능을 가지고 있습니다. 다시 말하면 프로폴리스와 계지복령환은 유사한 약효를 가지고 있다는 것입니다.

동양의 한방약과 서양의 민간요법을 병용하면 미용효과는 한층 더 높아질 것입니다. 계지복령환은 마시기 쉽고 가지고 다니기 편리하게 한방 엑기스제로 만들어 그것을 미지근한 물에 풀어서 프로폴리스 2~3방울을 첨가해 마시거나 프로폴리스와 한방약을 병용해서 마셔도 좋습니다.

40
불면증에는
냄새만 맡아도 효과가 크다

앞에서도 소개했지만 프로폴리스의 냄새에는 삼림욕의 정수라고 하는 수림의 휘발성분인 피톤치드(수목이 발산하는 방향성 물질)가 함유되어 있습니다. 이 냄새를 맡으면 기분이 안정됩니다.

모친께서 잠을 못 이루실 때 프로폴리스 두 방울을 미지근한 물에 타서 마시게 했더니 푹 주무시고 다음날 아침 기분 좋게 일어나신 후 상쾌하다고 기뻐하셨습니다.

그때부터 모친께서는 잠이 안 오면 프로폴리스를 찾으시며 스스로 프로폴리스를 물에 타서 마시고 있습니다. 모친께서 불면증을 앓고 계신 것은 아니지만 가끔 드시며 숙면 효과를 보시는 것을 볼 때 프로폴리스는 불면증 치료에도 효과가 있는 것 같습니다.

불면증 치료 시에는 가능하면 수면제를 사용하지 않고 자연스럽게 수면을 유도하였습니다. 그 점에 대해서 한방약은 이상적이며 자연수면을 가져오지만 프로폴리스의 피톤치드 효과도 심신피로를 풀어 주고 깊은 잠을 유도하는 데에 도움이 된다고 생각하고 있습니다.

잠 못 이룰 때는 먼저 프로폴리스 병의 뚜껑을 열고 냄새를 맡습니다. 프로폴리스를 물에 용해한 것을 스프레이로 방 안에 뿌리면 침실의 향기도 상쾌해집니다.

기분을 안정시키기 위해 향기를 맡으면서 옆으로 누운 채 심호흡을 하고 특히 복식 호흡을 천천히 되풀이합니다. 그러면 심적으로 안정되며 편안하게 잠에 들 수가 있습니다.

또 심호흡을 한 뒤에는 손가락 하나하나를 정성껏 문지릅니다. 손가락은 각각 내장과 관련이 있고 손가락을 문지르는 것은 건강법의 하나이며 문지르면 잠이 올 때도 있습니다. 다시 말하면 프로폴리스 효과를 극대화시킬 수가 있습니다.

머리 꼭대기에는 백회란 경혈이 있는데 그곳을 성냥개비 끝으로 가볍게 눌러주면 머리의 심(芯)에 짜릿한 감촉을 느낄 수 있습니다. 프로폴리스 향기를 맡고 스스로 백회의 경혈을 자극해 주면 자연히 잠이 들게 됩니다.

백회의 경혈 마사지는 프로폴리스의 호전반응으로 어지러움, 귀울림(이명), 두통 등이 생겼을 때도 좋은 효과를 나타냅니다. 불면증으로 고민하는 사람은 프로폴리스 향기를 맡고 심호흡, 손가락 마사지, 백회의 경혈 마사지 등 어느 것이든 실행하면 잠이 잘 오게 되어 있습니다.

잠이 안 온다고 초조해 하기 전에 먼저 침실을 조용하게 하고 취침을 하기 위한 분위기를 조성한 뒤 프로폴리스를 활용하는 것이 좋습니다.

41
허약한 간장에는
공복에 로열젤리와 섞어서 마신다

의학 관계의 출판물을 간접 취급하는 편집담당자가 하루는 프로폴리스를 사려고 시내 몇몇 건강식품점을 찾은 후 나에게 전화하여 다음과 같이 말했습니다.

"선생님, 요즘 건강식품판매장에서 프로폴리스를 취급하는 곳이 많아졌습니다. 시내 모 가게 점원은 손님들이 프로폴리스 책의 체험담을 읽고 프로폴리스를 판매하느냐며 사러 온다고 했습니다."

최근 프로폴리스를 먹기 시작한 지 얼마 안 되는 것 같은 그 점원이, 지인도 간장이 악화되어 병원에 다니고 있는데 로열젤리와 프로폴리스를 배합해서 마셨더니(약 1개월간 매일 마셨음) 의사도 놀랄 정도로 경과가 좋아졌다는 이야기를 들려주었다고 합니다. 그 이야기를 듣고 그녀도 로열젤리의 약효에 대한 궁금증이 생겼다고 말했습니다.

그래서 전화로 간단히 설명해 주고 전에 쓴 건강에 관한 책과 질문에 대한 답변을 적어서 보내 주었습니다.

그 내용은 다음과 같습니다.

프로폴리스가 인위적으로 합성되거나 대량 생산되지 못하는 것은 꿀벌이 수목 등을 옮겨 다니면서 걷어 오는 수지와 꿀벌 스스로의 타액으로 만들어지기 때문입니다.

성분조성은 산지에 따라 다르고 또 프로폴리스 성분을 함유한 수목에 따라서도 다릅니다. 그러나 꿀벌의 벌집에서 채집되는 프로폴리스와 같은 성분은 인공적으로 만들 수 없습니다.

그것은 꿀벌의 수액 성분 등에 특수한 무엇이 함유되어 있기 때문인지도 모릅니다. 프로폴리스는 4만~5만 마리의 벌집에서 연간 겨우 40~50그램 정도 밖에 채취할 수 없는 귀중한 물질로서 주요성분 중에는 우리들의 건강에 없어서는 안 되는 비타민, 미네랄 등 미량의 영양소가 풍부하게 포함되어 있습니다.

이와 같이 조심스럽게 프로폴리스의 개요를 쓰고 거기에다가 그녀가 궁금해 했던 로열젤리와의 병용에 대해서 대략 다음과 같이 썼습니다.

로열젤리에는 미량이지만 자연계에 존재하는 모든 성분이 포함되어 있습니다. 현재 알려져 있는 것만 40여 종류의 놀라운 유효성분이 함유되어 있으며 아직 밝혀지지 않았지만 그중에는 분명 항암물질이 함유되어 있다고 합니다.
때문에 로열젤리의 효능 중에 노화방지와 회춘이 포함되어 있는 것 같습니다. 프로폴리스는 여러 가지 병에 대한 저항력을 높이고 생명을 윤택하게 하는, 미용과 건강에 없어서는 안 되는 식품 중 하나입니다.

그리고 로열젤리와 프로폴리스를 병용할 때는 티스푼 1/3정도의 로열젤리에 프로폴리스 한 방울을 떨어뜨려서 공복 시에 먹으면 호흡에도 좋고 건강증진에 효과적이라고 설명해 주었습니다.

42
칼에 베인 상처나 화상에 좋은 효과가 있다

프로폴리스의 특징은 앞에서 언급한 바와 같이 약주 등의 민간요법과 병용해서 상승작용을 얻을 수 있다는 것입니다.

제조회사가 권하는 '미지근한 물에 타서 마시는' 방법이나 '빵이나 과일과 함께 먹는' 방법 이외에 옛날부터 전해 오는 민간요법과 병용하면 좋다고 생각합니다. 일반 가정에서 쉽게 만들 수 있는 약주와 병용하면 효과를 더욱 강화시킬 수 있습니다.

프로폴리스는 염증을 억제하는 효과도 있으므로 고춧잎과의 상승효과는 한층 더 기대됩니다. 약주와 관련된 한 여성의 사례를 들려드리겠습니다.

그녀는 어느 날 너무나 귀여워하던 고양이에게 왼손 등을 긁혔는데, 그때 옆에 계시던 어머니가 급하게 끄집어낸 것이 고춧잎을 소주에 담근 자가제 약주였습니다. 가정상비약으로 2년 전에 담근 고춧잎 술을 어머니께서 탈지면에 묻혀서 상처에 바르려고 하는 것을 마다하고 프로폴리스 원액을 직접 발랐다고 합니다. 상처는 꽤 깊었습니다.

순간적인 일이었지만 고춧잎 술은 전에도 상처에 발라본 적이 있어서 이번에는 프로폴리스를 발라 보려고 생각했다고 합니다. 그녀가 말한 바와 같이 알코올로 추출한 고춧잎은 해독력이 있고 찰과상이나 칼에 베인 데는 항균력을 나타내 잘 듣습니다.

고춧잎에는 탄닌이라는 성분이 다량으로 포함되어 있는데 항균, 소독, 지혈의 효과가 있습니다. 옛날에 저술된『화한삼출회』에는 매를 다루는 사람들이 고춧잎을 상처에 바르는 약초로 사용했다는 기록이 남아 있습니다.

앞에서 말한 여성은 프로폴리스만 사용했지만 베인 상처나 찰과상의 경우에는 먼저 고춧잎을 붙이고 바로 프로폴리스를 발라도 좋습니다. 고춧잎은 상처를 소독하고 지혈하며 소염작용을 일으킵니다. 거기에 프로폴리스를 바르면 살균작용과 함께 세균 등의 침입을 막는 엷은 막이 생성되어 프로폴리스를 단독으로 사용할 때보다 효과가 증가하게 됩니다.

그래도 항균작용 면에서는 단연 프로폴리스가 훨씬 더 효과적이라 생각합니다. 1장에서도 소개했지만 프랑스 파리대학 의학부에 소속된 임상의사인 도나듀 박사는 그의 논문『자연요법에 있어서의 프로폴리스』에서 프로폴리스가 타박상, 베인 상처, 동상, 손발 튼 데, 햇빛에 그을림, 화상, 습진 등에 유익하다고 서술하고 있습니다. 이 논문은 세계의 양봉 연구가나 의사들의 심포지엄에 자주 등장하기도 합니다.

이러한 문헌을 읽으면 프로폴리스 성분의 효과에 거듭 놀라게 되고, 체험담을 들으면서 프로폴리스의 효과를 직접 이해하게 됩니다.

그녀는 프로폴리스를 상처에 발랐을 때 고춧잎 술보다 피부자극이 적었다고 이야기했습니다. 그것은 피부표면이 엷은 막을 생성하여 공기를 차단시켰기 때문입니다. 3일 후에는 상처가 가려웠고 4~5일 후에는 깨끗이 나았다고 했습니다. 프로폴리스의 육아형성작용이 유효하게 작용한 덕분이라 생각합니다.

43
과실주와 섞어 마시면 좋다

프로폴리스는 병원에서 처방하는 양약과 달라서 과실주를 병용해도 부작용 걱정은 없습니다. 또한 이로 인해서 효과가 약화되는 일도 없으니 안심하고 병용해도 됩니다.

나는 여러 가지 약주를 담가 놓고 필요에 따라 먹고 있지만 그 중에서 매실주의 효과를 간단히 설명하겠습니다.

매실주는 피로회복이나 여름에 더위 타는 것을 막아주는 효과가 있는 것으로 일반적인 약주 중의 하나입니다. 옛날부터 여름을 타는 사람들의 예방주 역할을 하였으며, 만병(万病)에 효과가 있다고 하고, 견비통에도 좋다고 합니다. 매실주에 함유되어 있는 구연산은 견비통 증상의 원인이 되는 근육 속의 유산을 혈액 속에서 쉽게 용해시켜 줍니다.

매실주를 마실 때 소주잔 한 잔에 프로폴리스 한 방울을 넣어서 마시면 좋고 자료를 읽거나 원고를 쓰고 나서 어깨가 뻐근해지면 한 잔씩 마십니다. 프로폴리스는 정혈작용을 하고 혈액순환에도 도움을 주기 때문에 매실주와 결합했을 때 상승효과가 나타납니다.

44
여름 밀감, 유자주와
병용으로 건강증진

• **여름 밀감** — 기침을 멈추게 하는 효과가 있는데 가급적 시큼한 밀감을 사용합니다. 자잘하고 자연스러운 것이 약주에는 적합합니다.

만드는 요령은 매실주 제조법과 같은데 여름 밀감을 잘 씻어서 수분은 빼고 1.8리터의 소주에 담그면 됩니다. 담그는 양의 삼분의 일은 껍질째, 나머지는 껍질을 벗겨 담급니다.

여름 밀감은 술의 반 정도, 감미를 내려면 그래뉴당(정제설탕) 혹은 벌꿀 300~400그램 정도를 첨가하면 좋으며, 담근 후 1개월이 되면 향기가 납니다.

마실 때는 술잔 두 잔쯤에 미지근한 물이나 냉수를 타고 또 여기에 프로폴리스 한 방울을 넣으면 부옇게 되지만 마시기 힘들지는 않습니다.

기침이 날 때는 컵에 큰 수저로 하나 넣고 미지근한 물과 프로폴리스를 극히 적게 넣어 마십니다. 프로폴리스를 넣으면 시큼한 쓴 맛이 없어져서 마시기 편안합니다. 효과의 즉효성은 없지만 1일 2회(아침, 저녁) 마시면 대단히 편안해질 것이며, 기침에 상한 목구멍도 프로폴리스의 통증억제작용으로 삭을 것입니다.

• **유자주** - 냉증, 저혈압증, 피부미용에도 효과가 있고 과실에는 비타민류, 특히 비타민C가 많이 함유되어 있습니다.

구연산, 사과산 등의 유기산이 많은 것이 특징이며, 그중에서도 유자에는 밀감이나 레몬보다 비타민C가 더 많이(100그램 중 밀감과 레몬은 각 50밀리그램, 유자는 150밀리그램) 함유되어 있습니다.

비타민C는 건강증진은 물론 피부미용에 좋으며, 프로폴리스와의 성분 관계에 있어서도 좋은 궁합을 보입니다. 유자주와 프로폴리스를 병용하면 비타민C와 여러 가지 효소가 결합해서 체내 활성작용이 활발해집니다.

1.8리터의 소주에 유자 4개를 4등분해서 넣고 노랗게 물이 들면 마십니다. 유자주는 쓴맛이 나는 것이 특징인데 프로폴리스를 넣으면 쓴맛도 없어져서 마시기 쉬운 데다가 벌꿀을 좀 넣으면 맛이 더욱 좋습니다.

유자의 효능은 옛날부터 사용하던 방법으로 유자탕에 들어가면 여성들의 냉증예방과 치료에 효과가 있습니다.

45
어린이가 복용할 때는
어른의 절반 양으로 한다

이 밖에도 '금교주(담 치료에 효과),' '괄귤주(건위, 감기예방과 치료),' '칠엽수실주(설사에 효과),' '개다래나무주(이뇨작용이 있고 고혈압에 효과)' 등의 과실주가 있는데 이것들을 각각 프로폴리스와 병용하면 좋습니다.

다만 1회 마시는 양은 어느 것이나 작은 술잔으로 한 잔 또는 두 잔이 적당하며 많이 마신다 해도 4~5잔 정도로 과음하지 않도록 해야 합니다.

아이들에게 먹일 때는 과실주 양을 반이나 그 이하로 하여야 합니다. 프로폴리스도 어른이 마시는 양보다 적어야 합니다. 벌꿀이나 설탕을 넣으면 더욱 마시기 좋습니다.

46
마늘주에 넣으면
스태미나 증강

마늘은 백합과에 속하는 파 종류로서 기원전부터 강정제, 강장제로 사용되어 왔습니다. 당시에는 주로 질병예방이나 치료에 사용하였는데, 마늘 성분인 알리신은 세포의 신진대사를 활발하게 합니다.

위장점막을 자극해서 소화액 분비를 촉진하는 등 내분비선의 활동을 활발하게 하기 때문에 정력증강에도 크게 효과가 있습니다. 세포의 신진대사란 점에서 보면 프로폴리스도 강정과 생식력 증강 작용이 있다고 합니다. 또 혈액순환을 돕고 체력회복에도 효과가 있다는 것은 잘 알려진 사실입니다.

프로폴리스에 함유되어 있는 플라보노이드(식물색소)는 몸의 방어태세를 강화하고 보존하기 위한 작용을 한다는 것이 성분분석 연구에서 밝혀졌습니다. 따라서 마늘도 프로폴리스의 강정ㆍ

강장작용과 시너지 효과를 낼 것을 크게 기대하고 있습니다.

참고로 마늘주를 만들 때는 마늘을 약 5분간 찐 것을 사용하고 마늘 이외에 묵은 생강, 흰깨, 차조기(靑紫蘇) 등을 넣어 마늘 냄새를 제거해서 맛을 냅니다. 프로폴리스를 1~2방울 첨가해서 마시면 마늘주의 독특한 냄새가 없어지고 마시기 쉽습니다. 마시는 양은 작은 술잔으로 두 잔이 적당하며, 4~5잔을 넘기지 않도록 합니다.

47
청주나 포도주에 넣으면
약주 효과

술 얘기가 나온 김에 애주가에게 꼭 권하고 싶은 것이 있습니다. 요즘은 여성들도 애주가가 많은 모양인데 한 친구는 딸이 회사 동료들과 주 3회 정도는 꼭 술자리를 갖고 귀가한다는 얘기를 들려주었습니다.

그뿐만 아니라 주부들도 식사를 하면서 포도주나 청주, 맥주를 마시는 사람이 많아졌고, 샐러리맨은 말할 것도 없이 접대나 회식, 동료와의 모임 술좌석에서 과음하는 사람이 많을 것이라 예상합니다.

그렇게 술에 취하는 일이 잦은 사람들에게는 꼭 프로폴리스의 응용을 권하고 싶습니다. 나는 매일 밤 양은 적지만 반주를 한두 잔씩 마십니다.

위 수술 후 회복 시기에 맞춰서 식욕증진을 목적으로 마시게 되었습니다. 술은 백약의 으뜸이란 이유에서입니다. 방광폴립을 수술한 뒤 프로폴리스를 마시기 시작해서 경과가 좋아져 만작(晚酌)도 계속했는데, 그때 술 한 잔에 프로폴리스를 몇 방울 넣어서 마시게 되었고, 그 술이 즉, 프로폴리스 술입니다.

술은 청주일 경우도 있고 유자주, 여름 밀감주일 때도 있으며, 포도주의 경우에는 포도에서 추출한 자연산이므로 프로폴리스를 첨가해 보려고 포도주 컵에 소주잔으로 두 잔 정도 넣고 프로폴리스를 떨어뜨려 보았습니다. 마셔 보니 포도주 맛은 변하지만 위화감 없이 마실 수 있었습니다.

아무튼 술도 프로폴리스로 인해 본래의 풍미는 없어지지만 약주란 생각으로 맛보면 각별한 취함으로 악취는 나지 않습니다.

물론 그 술 자체의 풍미를 즐기려면 프로폴리스는 따로 마셔야 하지만 때에 따라서는 프로폴리스를 가미하는 것도 그런대로 좋은 것 같습니다. 알코올과 프로폴리스의 결합물이 몸속에서 어떠한 작용을 일으키는지 정확히 알 수 없지만 극히 소량의 프로폴리스 술은 술 본래의 효능인 대뇌마취, 진정 작용을 한층 더 강화시켜주는 것 같습니다.

48
악취(惡臭)와
숙취(宿醉) 예방

　직장인들은 간단하게 한 잔씩 하게 되는 경우가 많지만 술자리에 따라서는 과음하지 않으면 안 되는 상황도 있습니다. 그럴 때마다 프로폴리스를 효과 있게 이용하는 사람이 있는데 내가 잘 아는 사람 중 제약회사에 근무하고 있는 후배는 보통 때는 혼자 술을 마시거나 집에서도 가끔 반주를 하는 모양입니다.

　일요일이나 휴일에는 목욕 후 맥주 한 병을 부인과 절반씩 나누어 마실 정도라고 합니다. 그러나 영업부장이란 직책 때문에 거래처 사람들을 접대하다 보면 부득이 술을 마시지 않으면 안 되는 경우가 많다고 합니다. 그럴 때 그는 주머니에 들어가는 작은 병에 액상(液狀) 프로폴리스를 휴대하고 간다고 합니다.

　단골 술집에 가서 우선 입가심으로 맥주를 마시는데 그럴 때는 프로폴리스를 넣지 않고 입만 조금 축입니다. 다음은 청주를 주문합니다. 그때는 주머니에 있는 프로폴리스를 꺼내서 슬며시 술잔에 한 방울 떨어뜨려서 마신다고 합니다.

두세 잔만 들어가면 술기운이 돌아 기분은 좋지만 혹시 접대하면서 실수가 있을까 저어되어 프로폴리스를 첫 술잔에 한 방울 떨어뜨려 마시고는 시간을 조금 두고 두 번째로 프로폴리스를 섞어 마셨더니 취기가 꽤 늦게 돌기 시작했다고 합니다.

프로폴리스를 사용한 후로는 2차, 3차도 끄떡없게 되었다며 영업부장의 체면도 살리고 숙취도 걱정하지 않게 되었다고 말하며 좋아하는 모습이 무척 인상적이었습니다.

49
휴간일(休肝日)에는
프로폴리스를 넣은 술을 마셔라

술을 마심으로써 스트레스를 발산하는 것은 직장인으로서는 내일을 위한 윤활유가 되고 과음만 하지 않는다면 그것은 백약의 으뜸이 될 것입니다. 술을 마시면 간장은 알코올을 분해하고 해독하지만 매일같이 많은 술을 마시면 지방간이 되어 최악의 상태에는 알코올성 간염, 간경변이 생길 수도 있습니다.

술을 잘 마시는 방법이란 알코올의존증(만성 알코올중독증)이나 간경변이 되지 않도록 유의하는 음주방법일 것입니다.

어떤 사람은 간장을 쉬게 하는 날, 다시 말해서 술을 마시지 않는 휴간일(休肝日)이나 주휴 2일제 등을 만들어서 실천한다고는 하지만 그것이 잘 지켜지지 않는 것이 또한 주당들의 약점입니다.

그래서 술을 잠시라도 끊을 수 없는 사람은 프로폴리스를 응용한 음주법을 이용해 보는 것이 좋습니다. 먼저 말했던 그 후배는 벌써 3년 이상 프로폴리스를 넣은 술로 접객을 하고 있습니다. 그의 경우는 주량이 많아졌다는 것은 아니고, 프로폴리스 덕분에 음주방법이 좋아졌다는 것입니다.

프로폴리스를 술에 섞으면 술 색깔이 뿌옇게 되어 술맛은 변하지만 약주로 생각하고 마시면 주량이 늘어나지 않고 악취나 숙취가 전혀 없습니다.

주휴 2일제나 휴간일을 설정해도 여간해서 실행이 안 되는 사람은 그날만이라도 프로폴리스를 섞은 술을 마시는 것이 어떨까 합니다. 신체기능을 회복해 가면서 주량을 조절하기 위한 프로폴리스 사용은 하나의 심리작전으로서도 효과적이라 생각합니다.

50
숙취예방에는 프로폴리스의 한방엑기스제를 마신다

앞에서와 같이 술이 약한 사람은 숙취 예방으로 한방약 황연해독탕(黃連解毒湯)을 권합니다. 이 한방약은 비교적 체력이 좋긴 하지만 스트레스가 쌓인다든지 고혈압으로 고민이 많은 노년층, 특히 과음하기 쉬운 사람들에게 사용해서 효과가 있었습니다.

숙취예방에 응용되는 한방약은 오령산(五苓散)도 있습니다. 한방엑기스제는 즉석 커피와 같이 만들어졌다고 생각하면 됩니다.

원칙으로는 끓는 물에 풀어서 커피를 마시는 요령으로 마시고 두 종류의 엑기스제를 혼합해서 복용하는 경우도 요령은 같습니다.

한방약에는 ○○탕처럼 '탕'이라는 글자가 포함되어 있는데, 탕은 수프란 뜻입니다. 황연해독탕은 황연 등의 약초수프, 갈근탕은 갈근을 주로 한 약초수프란 의미입니다.

다시 말해서 탕이란 이름이 붙는 약은 수프로 해서 마시라는 뜻입니다. 탕이 붙은 한방엑기스제를 끓는 물에 풀어서 조금 식힌 뒤 마시기 좋은 온도가 되었을 때 프로폴리스를 첨가해서 마십니다.

51
에어컨이나 공기청정기 필터에
몇 방울 떨어뜨려 실내 공기 정화

프로폴리스에는 살균작용이 있고 삼림욕의 효과를 얻을 수 있는 피톤치드도 있다는 것을 앞에서도 말했습니다. 이러한 유효성분은 건강한 생활을 지키기 위해서 크게 활용하고 싶은 것들입니다.

좋은 예를 하나 소개하겠습니다. 고도의 성장에 의하여 인간의 생활이 윤택해짐에 비례하여 자동차 배기가스나 소음, 공장에서 내뿜는 이산화탄소가 증가했고 우리는 공해 속에서 살게 되었습니다. 그것을 피하기 위해 대부분의 주택은 밀폐되어 가고 있습니다.

도심지에서는 아파트가 증가하고 주거의 기밀성, 독립성도 높아지기 때문에 집안의 통풍이나 환기를 인공적으로 하지 않으면 호흡하기가 어렵고 쾌적한 환경을 확보하기 어렵게 되었습니다.

통풍이나 환기가 잘 되지 않는 주거 시설에는 습기나 곰팡이, 진드기가 발생해서 집의 수명뿐만 아니라 인체에도 나쁜 영향을 미치고 있습니다.

실내 공기를 주로 오염시키는 원인은 담배연기, 먼지, 진드기 똥, 곰팡이 포자뿐만 아니라 알레르기, 화분증의 원인이 되는 화분(花粉)이나 세균 등도 포함됩니다. 이러한 실내의 탁한 공기를 흡수하는 것이 바로 에어컨이나 공기청정기의 필터입니다.

공기청정기에는 접근성이 좋고 탈취력이 강한, 삼림냄새를 풍기는 장치들이 붙어 있는데, 이 필터 부분에 프로폴리스 원액을 중앙, 양끝 네모진 곳에 뿌려 놓으면 필터에 붙은 실내 오염의 원인들이 살균되고 실내 냄새도 좋아지며 실내공기도 깨끗해집니다.

52
가습기 물에 몇 방울 넣으면
방향(芳香) 효과

실내가 너무 건조하면 목이 상한다든지 코나 눈이 말라 불쾌한 증상이 생깁니다. 건조한 피부를 가진 여성은 특히 피부가 거칠어져서 화장이 잘 받지 않습니다.

실내 건조는 유아의 건강에도 좋지 않습니다. 특히 겨울철의 과잉난방은 실내를 건조하게 만들어 가습에 신경을 쓰게 합니다. 난방기구를 사용할 경우, 기종에 따라서 가습기가 내장되어 있는데 그곳에 물을 넣고 프로폴리스를 떨어뜨립니다. 물론 가습기를 쓰는 가정에서도 마찬가지입니다.

프로폴리스 양은 방의 크기나 가습기 속에 들어가는 물의 양에 따라 다르지만, 3~5평의 방에서 쓰는 가습기일 경우는 물속에 5~6방울, 5~8평의 방에 놓는 가습기는 10방울 정도면 적당합니다.

"선생님의 말씀대로 난방기의 가습기에 물을 가득 넣고 프로폴리스 10방울을 섞어 보았습니다. 방 안에 프로폴리스 향기가 가득 차서 상쾌한 기분이 들었습니다. 피부에도 윤기가 도는 느낌입니다."

우리 병원에서 거친 피부로 진료를 받고 있는 28세의 직장인 여성에게 프로폴리스로 얼굴의 사마귀를 없앴다고 말해 주자 피부에 좋은 응용법이 없느냐고 묻기에 얘기해 주었더니 그것을 바로 실행에 옮긴 것입니다. 이 방법을 방향요법이라 부릅니다. 약초 등의 식물향료를 몸에 바른다든지 흡수한다든지 해서 병 치료로 응용한 것입니다.

프로폴리스 향기는 건조한 실내에 적당한 습기와 방향을 풍겨 주어서 일석이조의 효과를 냅니다. 가습접시나 가습기에서 뿜어 나오는 프로폴리스의 향기를 흡수하면 모르는 사이에 목구멍이나 코의 점막에 스며들어 불쾌한 기분을 제거해 주고 건성 피부에도 윤기가 돌게 해줄 것입니다.

또 극소지만 프로폴리스의 살균작용이 방 안에 있는 세균이나 화분증의 원인이 되는 화분이나, 포자 등을 없애버리는 효과를 내기도 합니다.

불쾌한 기분이 사라지면 정신이 안정된다는 사실은 부정할 수가 없습니다. 또 분무기에 묽은 프로폴리스(보통 한 컵의 물에 10방울 정도의 프로폴리스를 첨가)를 넣어 분무하면 실내의 냄새도 좋아

지고 공기도 깨끗해집니다. 건조한 겨울에는 다소 습도를 높이
는 효과도 있습니다.

53
우울증이나 불면증엔 역시 프로폴리스

프로폴리스의 여러 가지 약효와 그 작용은 아직도 연구대상이라 봅니다.

나의 경우, 프로폴리스의 방향에 대한 응용도 아직 앞에서 말한 직장여성의 체험사례 등 몇 가지뿐입니다. 그러나 향기를 통한 병치료는 중국이나 인도, 유럽 등지에서도 옛날부터 사용하고 있었던 것이므로 프로폴리스 향기도 방향요법으로 여러 가지 응용해 보고 싶습니다.

프로폴리스 향기는 처음에는 코를 찡하게 하는 자극을 주어 적응하기 어려운 사람도 있을지 모르겠으나 2~3회 냄새를 맡다 보면 금방 익숙해집니다.

사실 프로폴리스는 우울증이나 불면증에도 효과가 있습니다. 절에서 풍기는 향내는 놀라운 정신안정제가 됩니다. 이렇게 말하면 마치 종교적인 색채를 띠고 있는 것 같아서 싫어하는 사람도 있을지 모르겠으나 냄새나 향기 같은 것을 활용하는 원시적인 감각은 인간의 감정, 정동(情動)에 직접 작용하여 자율신경에도 영향을 줍니다.

인간의 5감각(시각, 청각, 후각, 미각, 촉각) 중 후각이나 촉각은 더욱 원시적인 감각이기 때문에 인체내부의 영향도 크고 자율신경에도 크게 작용해서 정서나 감정에 직접 이어지므로 싫은 냄새는 심적 불쾌감을 주고 토기(吐氣) 등으로 발현하는 자율신경반응을 일으킵니다.

반대로 상쾌한 냄새는 안정을 주고 불안이나 스트레스 등으로 인한 불안정한 정신상태를 해소시키는 역할을 합니다. 프로폴리스의 향기가 치료에 보탬이 된다는 것은 이와 같은 이유에서입니다.

승려인 일휴선사는 "향기십덕(香氣十德) 속에서 귀신도 감동하고, 심신을 청정하게 한다."라며 향기의 효과를 강조하였습니다. 이와는 별도로 향 연구가가 '향기 십효'라 하여 다음과 같이 정리한 말이 널리 사용되고 있습니다.

① 사색을 깊게 하고 우아하게 한다.
② 정신을 안정시킨다.
③ 마음을 청정하게 한다.

④ 감수성을 높인다.

⑤ 풍요로운 환경을 만든다.

⑥ 사랑하는 마음이 생긴다.

⑦ 고독에서 벗어난다.

⑧ 방부·살균작용을 한다.

⑨ 소량으로 충분하다.

⑩ 항상 사용해도 문제가 없다.

오랜 인류의 역사 속에서 향기는 어느 시대에도 그 나름대로 사용되어 왔으며, 프로폴리스 향기를 고대 그리스, 로마인들은 화장용으로 훌륭하게 응용했습니다. 이와 같은 것을 생각하면 프로폴리스의 향기를 간단한 심리적 효과 이상의 치료에까지 응용할 수 있을 것이라 생각합니다.

54
마스크에 적시면
비염이나 두통 해소

고대 중세유럽에서 콜레라나 기타 전염병이 크게 유행했을 때 많은 사람들이 그 병을 이기지 못하고 쓰러졌는데, 직업별로 가장 희생이 적었던 부문이 향료업에 종사한 사람들이었다고 합니다.

향료의 원료인 식물의 정유류에 강력한 살균력이 있기 때문이었다고 생각합니다. 방향요법은 이러한 점에서 발전했는지 모릅니다.

협심증 치료에 아초산아밀 냄새를 맡게 하는 방법이 있습니다. 코로 냄새만 맡게 하면서 심장의 관상동맥 경련을 해소시키고 협심증의 괴로움에서 벗어나게 하는 것을 생각하면 극히 소량의 물질이 놀라운 효과를 나타낸다는 사실에 놀라움이 앞섭니다.

이와 같이 프로폴리스로 응용할 수 있는 것 중에는 비염이나 두통 등의 증상 해소가 있고, '향기 십효'에도 나와 있듯이 정신을 안정시키고 마음을 청정하게 하는 작용도 있습니다.

본래 감기 증세에다 두통을 동반하는 사람이나 화분증이 심한 사람에게는 마스크를 권하고 있는데, 마스크에 프로폴리스 1∼2 방울을 적셔서 사용하는 것이 어떨까 생각합니다.

'향기 십효' 효과가 있으며 실제로 해보면 프로폴리스의 알코올 용액을 그대로 쓰는 것보다 물로 묽게 희석하여 거즈에 묻혀서 사용하는 것이 좋다고 생각합니다.

마스크를 쓰면서 프로폴리스의 냄새를 만끽하십시오.

제 4 장

프로폴리스에 대한
궁금증

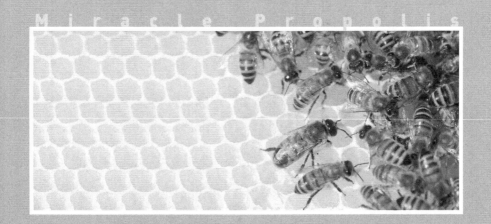

1
프로폴리스
제조 판매업자의 실태

프로폴리스는 꿀벌이 벌집표면이나 내부에 만들어 놓은 산물입니다. 로열젤리나 벌꿀은 꿀벌을 사육하고 있는 업자(양봉가)가 만들고 있지만 그중에 프로폴리스만을 만드는 업자는 극히 소수라고 합니다.

그러나 1997년 5월 국내에서 '20세기 마지막 남은 미개척 생약'으로 불리는 프로폴리스를 추출하는 데 성공하여 이를 이용한 제품이 생산되고 있습니다.

업자에 따라서는 채밀이나 유통문제 등을 고려해서 프로폴리스 원액을 외국에서 직접 수입하기도 합니다.

프로폴리스 주요 생산국은 브라질, 호주, 중국 등입니다. 이러한 나라에서 직접 수입한 프로폴리스 원액을 제조 · 판매하는 회사 또는 프로폴리스에 관심을 가진 기업 등이 모인 협의회가 조성되어 있습니다. 그리고 현재 프로폴리스액을 원적외선 건조방식으로 분말화시켜 정제화에 성공한 기업도 있습니다.

프로폴리스는 여러 가지 효과를 발휘하는데 그중 하나인 세균억제효과를 이용해서 현재 많은 연구가 진행되고 있습니다. 국내에서도 플라보노이드가 다양하게 함유된 프로폴리스가 생산되고 있으며, 연구도 활발하게 이루어지고 있습니다.

예를 들면 종자의 보존, 묘목의 보존 등 농업·양식업 관계, 실내의 공기청정, 건축자재의 소재 강화 또는 어류나 생체의 포장재 등입니다. 그래서 프로폴리스의 연구개발을 시작하고 있는 업계는 의약, 화장품, 건강식품, 식품, 공업 등 업종을 불문하고 있다고 합니다.

2
서구에서는 의약품인데
우리는 왜 건강식품 정도인가

앞에서도 여러 가지 증상이나 병에 프로폴리스가 유효하게 사용되어 전문의도 놀랄 정도의 효과가 있었다고 했습니다.

지금까지의 체험에서도 그 약효가 여러 가지로 높다고 소개를 했으며, 또한 외국에서의 체험사례나 의약품으로써 제조·판매되어 많은 사람들이 이용하고 있다는 예도 소개했습니다. 그런데 왜 놀라운 약효가 있는데도 약용이 아닌가 하는 소박한 의문이 생기는 것은 당연한 일입니다.

중국에서 시작한 한방 치료법은 2천 년의 역사를 가지고 있으며 국내에서도 오래전부터 한방연구가 진행되어 왔습니다.

프로폴리스가 주목을 받게 된 것은 수년에 불과해서 역사는 짧지만 체험사례도 많고 더구나 외국에서는 의약품으로 취급받고 있는 것이 약으로 인가되지 않은 것은 이상하다는 의문도 생깁니다.

알다시피 양약은 약효가 있는 반면 부작용도 있어서 그 점을 확인하고 안정성을 충분히 고려하지 않으면 안 됩니다. 그 밖에 투여량, 방법, 부작용 예측, 알레르기성 유무, 안정성 조사, 동물실험, 임상실험 등을 포함해서 다각적인 검토를 하지 않으면 안 되기 때문에 막대한 자금, 인원, 그에 따른 상당한 기간이 필요합니다.

그러므로 하나의 약을 인가받기 위해서는 필요한 자료를 갖추어야 하는데, 개인으로서는 무리한 일입니다. 양봉업자들의 자금력, 인재, 설비 등을 생각하면 엄두도 내지 못할 실정입니다.

그러나 많은 민간약, 민간요법으로 질병이 치유되고 있는 체험사례가 많습니다. 이런 점을 생각하면 식용이라 해도 프로폴리스에 의한 체험사례는 확실한 것이니 그 사실을 능가하는 것은 없다고 생각해도 좋을 것입니다.

3
프로폴리스의 등급과 품질 차이를 판별하는 방법

국내에서 프로폴리스를 추출해서 상품화하기 전에는 원액의 대부분을 외국에서 수입했습니다. 수입회사나 판매회사에 문의하면 산지에 따라 품질에 다소 차이가 있다고 하지만 그것은 프로폴리스의 성분 차이라고 합니다.

그동안 업계에서 가장 많이 수입한 것은 브라질산이며 중국, 호주 순으로 이어진다고 합니다. 그 밖에 프로폴리스의 생산국으로는 아르헨티나, 칠레, 우루과이, 멕시코, 미국, 영국 등이 있습니다.

원산지에 따라서 품질의 차이는 있겠지만 수송비 등의 가격 면에서도 차이가 있고 생산국에 따라서 프로폴리스 성분이나 꿀벌이 채집해 오는 성분도 연구되고 있습니다. 국내산을 제외하면 꿀벌이 유칼립투스에서 채취한 브라질산 프로폴리스가 품질

면에서 좋다는 업자들의 얘기를 듣고 있습니다.

프로폴리스는 생산하는 회사에서 어느 나라의 프로폴리스 원액을 사용하느냐에 따라서 품질 차이가 있고, 또 수송 등의 원가 비용을 감안해서 볼 때 여러 가지 차이가 있을 수 있습니다. 프로폴리스 품질이 좋지 않으면 그 효과가 일반적으로 말하고 있는 것보다 약하다든지 강한 경우가 있는 것 같습니다.

예를 들면 프로폴리스를 마신 후에 목구멍이 거칠어진다거나 피부가 거칠어진다는 경우가 있습니다. 또 입술에 수포가 생기는 등, 호전반응과는 전혀 다른 증상들이 나타나는 경우도 있습니다.

복용한 분들이 이러한 증상들이 나타나서 당황하는 경우도 많은 것 같습니다. 제품의 좋고 나쁨을 확실하게 판별하는 방법은 프로폴리스 원액의 원산지를 따져보는 것입니다. 다음 단락에 소개할 '좋은 프로폴리스 선택방법'을 참고하기 바랍니다.

4
프로폴리스를 사용해서는 안 되는
증상이나 병은 없는가

프로폴리스는 부작용이 전혀 없다는 점에서 거의 문제가 없고 여러 가지 증상이나 병에 복용할 가치가 충분히 있다고 생각합니다. '거의'라고 표현한 것은 내가 알고 있는 한 사용해서 이전보다 병상이나 병이 악화되었다는 말을 들은 적이 없기 때문입니다.

그러나 그중에는 품질이 좋지 않은 것을 복용하거나 피부에 발라서 악화된 예가 있는 모양입니다. 또 수많은 병 모두가 치료되었던 것도 아닙니다.

아무튼 프로폴리스의 항균작용 등 여러 가지 작용이 각종 증상이나 병에 좋은 효과를 가져다준다는 것은 알고 있어도 많은 환자에게 권한 예는 많지 않기 때문에 어떠한 증상, 어떠한 병에도 좋다고 단정할 수는 없습니다. 그러나 외국의 대학병원이나 연구실 등의 증상보고나 성분결과 등을 읽으면 확실히 식용으로 빵이나 과일 등에 벌꿀을 발라 먹어도 간장증진 효과가 있고 그 결과 체력·질병회복에 효과가 있다고 생각하므로 먼저 자신의 체질이나 증상변화를 살펴가면서 프로폴리스 양을 증감하여 계속 먹는 것이 좋다고 생각합니다.

5
효과적인 사용법과
적정량은 있는가

본문 중에 체험사례로써 사용법이나 분량문제를 취급한 부분이 있습니다. 알레르기성 피부염이나 화분증이 치유된 예는 그 사람에게 꼭 맞는 방법과 양이었지만 그것이 다른 사람에게도 그대로 적용되는 것은 아닙니다. 그것은 어디까지나 참고사항이라고 생각해 주기 바랍니다.

어떤 사람은 하루에 3~4방울, 1일 3회 복용해서 효과가 나타나지만 개개인의 체질이나 상태(열이 높고 낮음, 위장이 좋고 나쁨, 피부가 강하고 약함)에 따라 증상도 다르기 때문에 어느 것이 정확한 사용방법이고 어느 증상이나 병에 적량이라고 하기는 어렵습니다.

이것은 다만 프로폴리스에 한정된 것이 아니라 한방약에서도 그 사람의 체질에 맞게 생약을 조제하기 때문에 섭취량과 관련

하여 올바른 사용법을 말씀 드리자면 처음에는 한 방울의 소량으로 시작하는 것입니다.

프로폴리스 액상의 효과적인 사용법으로는 벌꿀에 몇 방울 떨어뜨려서 빵이나 과일에 발라서 먹는 방법이 일반적입니다. 마실 때는 빈 컵에 프로폴리스 원액 1~2방울을 떨어뜨려서 미지근한 물에 섞으면 뿌옇게 색이 변하고 수면에 엷은 막이 뜨는 경우가 있는데, 이것은 성분의 일부이기 때문에 마셔도 걱정할 필요가 없습니다.

그 밖에 우유에 넣어서 먹어도 좋고 벌꿀이나 로열젤리와 섞어서 마시는 사람도 있습니다. 또 주스와 혼합해도 좋습니다. 나는 한방엑기스제에 첨가해서 복용해 보았습니다.

적정량은 앞에서 말한 바와 같이 스스로 마셔 보고 호전반응이 강하게 나타날 때는 양을 줄인다든지 1주에서 열흘 정도 계속해도 증상이 개선되지 않으면 양을 증량해 가며 조절합니다. 예를 들어 하루에 3방울 먹었으면 5방울로 증량하고 다시 1주일쯤 계속해 보는 것이 그 요령입니다.

6
마시는 기간과 횟수

　마시는 기간과 횟수도 그 사람의 증상이나 질병의 종류에 따라 다르기 때문에 한마디로 딱 잘라서 말할 수는 없습니다. 예를 들면 감기 증상이라 해도 인플루엔자와 일반 감기는 잠복기간, 발병 원인, 증상, 열이 생기는 방법 등이 모두 다릅니다.

　첫째 병원체도 인플루엔자의 경우는 후두에서 인플루엔자 바이러스가 발견되는데 일반 감기는 인플루엔자와는 관계가 없습니다. 따라서 프로폴리스에 항균작용이 있다고 해서 그것을 기대하고 마셔도 프로폴리스로 일반 감기가 치유되는 것은 아닙니다.

　만약 감기가 나았다고 한다면 프로폴리스에는 체력 회복을 촉진시키는 작용이 있으므로, 프로폴리스를 마심으로써 식욕이 생겨 증상이 개선된 것이라고 추측해 볼 수 있겠습니다.

하루에 마시는 횟수는 아침과 잠자리에 들기 전의 2회, 또는 낮에도 마신다면 1일 3회란 사람들이 많은 것 같습니다.

프로폴리스의 경우는 일반적으로 식품으로서의 사용은 인정되고 있기에 흔히 복용이라기보다 마신다라고 표현하는 것이 옳을 것입니다.

왜냐하면 복용이라면 약이란 뜻이 나타나므로 그렇게 된다면 의사 또는 약제사 등 전문적인 지도가 필요하게 되고 그래서 생산회사의 설명서에도 복용이란 표현을 쓰지 않는 것입니다.

7
치유되었을 때
곧 중지해도 좋은가

프로폴리스를 마시는 기간에 대한 질문에서 치유될 때까지라고 말했는데 완쾌되었다고 해도 곧 중지하는 것이 아니라 최소한 1주일 내지 열흘 정도 계속하면서 프로폴리스 양을 점차 줄여나갑니다.

개인에 따라서는 나았다고 해도 건강유지를 위해 건강한 사람도 계속해서 마시고 있습니다. 질병이 없는 건강한 사람은 1일 2~3회, 1~2방울 정도 마시는 것이 좋습니다.

8
건강한 사람이 마시면
어떠한 효과가 나타나는가

건강한 사람이 하루에 두 번, 한 번에 1∼2방울 마시면 건강증
진, 질병예방에 효과가 있다고 합니다. 물론 약간 더 증량해도
좋습니다. 프로폴리스를 마신 뒤 나타나는 증상은 호전반응에서
도 자세히 설명했지만 건강한 사람의 경우는 어떠한지 설명하겠
습니다.

예전에 병으로 많은 약을 먹은 일이 있다든지, 병이 있으면서
도 경미해서 의사에게 가지 않거나 또한 약을 먹지 않아도 괜찮
은 사람도 많습니다.

그러한 사람도 건강한 사람들의 범주에 넣을 것인가는 불문하
고 현재 전혀 아무런 병상이 없는 사람이 프로폴리스를 마시는
경우는 어떠할까요?

믿을 만하며 건강한 사람들인 편집자 2명, 기자 1명, 친척 2

명, 총 5명에게 프로폴리스 액상제품 샘플을 주고는 1개월쯤 마시게 한 후 소감을 들었습니다. 다섯 사람 모두가 같은 증상을 말하고 있었습니다. 그것을 크게 나누면 다음과 같습니다.

① 몸이 나른하다.
② 대변량이 많아지고 소변 색이 거무스레하다.
③ 얼굴에 희적색(稀赤色)의 반점이 나타난다(여성의 경우).

대체로 이상의 세 가지였습니다. 그래서 프로폴리스 연구소에 문의하였더니 다음과 같은 답변을 들었습니다.

"선생님, 그러한 증상이 나타나는 것은 축하할 만한 일입니다. 그것이 바로 프로폴리스의 좋은 반응들의 증거입니다. 계속해서 마시라고 말해 주십시오."

자신은 건강하다고 생각하고 있어도 인간은 생체이기 때문에 어딘가 나쁜 곳이 있기 마련입니다. 워싱턴대학 의대와 프레드 허친슨 암센터 등에서 백혈병 등을 연구하며 주치의로 활동하고 있는 우장희 박사는 "살아 있는 모든 인간에게는 매일매일 암이 생긴다."고 말했습니다.

특히 우리가 살아가는 지구상의 자연환경이 날로 악화되고, 공기와 물의 오염 등이 심각해지고 있기 때문에 몸의 균형 또한 약해져 있다고 짐작할 수 있습니다.

프로폴리스를 계속 마심으로써 휴면상태의 나쁜 부분을 표출시킬 수 있을지도 모릅니다. 그에 대한 확답은 할 수 없으나 건강인도 프로폴리스를 마시기 시작하고는 감기도 걸리지 않고 몸이 좋아졌다는 말을 많이 듣고 있습니다.

9
상품의 값과 품질에는
문제가 없는가

약의 효과를 값으로 논한다는 것은 문제가 있습니다. 약값이 싸고 비싸다는 것은 다음과 같이 설명할 수도 있습니다.

같은 상품의 감기약이라도 약국에서 정가로 산 것과 할인점이나 도매상에서 산 것 중 어느 것을 먹어도 효능은 같지만 가격에는 차이가 있기 때문입니다.

다만 그 약이 복용하는 사람의 증상과 체질에 맞느냐 맞지 않느냐가 문제이므로 값비싼 감기약을 사서 먹었더니 효과가 없었는데 싼 것을 먹었더니 오히려 치유되었다고 말해도 할 말은 없습니다.

프로폴리스도 마찬가지입니다. 가격은 일반적으로 비싸다고 생각될지 모르지만 그것을 오랫동안 마셔서 병원에서 낫지 않았던 병이 나았다고 하는 체험사례를 듣다 보면 '모든 일은 시간이

해결해 준다' 란 격언은 일리가 있다고 생각합니다.

환자의 입장에서는 그때까지 많은 시간과 돈을 투자했다고 생각할지 모르지만 그렇게 생각하면 비싼 약이란 가치판단의 기준이 없어집니다.

프로폴리스의 경우는 가격이 문제가 아니라 그 속에 들어 있는 내용물의 효능성이 문제의 요점이 됩니다. 다시 말하자면 현재 시판되고 있는 액체형 프로폴리스의 30그램의 가격은 이미 결정되어 있습니다. 이 가격이 결정되기까지는 다음과 같은 과정을 거칩니다.

원액 수입에 있어 산지 값이나 수송비 등이 소비자 가격에 포함되는 것은 물론 그 원액을 어느 정도 묽게 만드느냐의 노동적인 투자도 포함됩니다. 생산자, 중간업자, 판매자, 소비자로 이어지는 과정에서 소비자 가격이 결정되는 것은 잘 알고 있을 것입니다.

가격도 중요하지만 프로폴리스의 탁월한 효능을 얻기 위해서는 같은 30그램의 제품이라도 엄밀하게 따져서 구입해야 합니다. 품질, 용량, 농도 등을 고려해서 제품에 따라 결정하는 것을 추천합니다.

10
좋은 프로폴리스 제품
선택방법

좋은 상품이란 품질을 안심하고 사용할 수 있는 믿을 수 있는 상품을 말합니다. 그것을 판단하는 방법은 다음과 같습니다.

① 산지표시가 기재되어 있는가

② 용기는 무엇으로 되어 있는가

③ 제조·판매업자명이 기재되어 있는가

④ 가격에 매혹되지 않을 것

첫째, 제조회사나 판매회사입니다.

프로폴리스 원액의 생산국이 어딘가에 따라 품질이 달라지기 때문에 조악품(粗惡品)이 나돌 수 있습니다. 어떤 것이 조악품인지 사용해 보지 않고는 모르는 부분도 있습니다. 조악품을 판별하는 첫 번째 요점은 원산지가 확실하게 표시되어 있는지의 여부입니다.

상표로 어느 나라의 프로폴리스가 성분이 좋다는 것을 잘 알고 있겠지만 우리들은 그것을 잘 모릅니다. 원산지를 표시하지 않은 제조회사의 상품은 가급적 피하는 것이 좋습니다.

둘째, 용기의 문제입니다.

어느 생산 회사의 얘기로는 프로폴리스 원액은 플라스틱 용기에 넣으면 성분이 변한다고 합니다. 플라스틱 용기는 합성수지로 만들어지는데 페놀수지, 또는 비닐계수지 등은 프로폴리스 성분과는 잘 맞지 않는다고 알려져 있습니다. 현재 시판되고 있는 상품 중에 가장 많이 사용되는 용기는 유리제품입니다.

유리제품에 들어 있는 프로폴리스는 품질이 안전하고 보존하는 데도 좋으며, 휴대하기 쉬운 유리제품 스프레이 용기도 시판되고 있습니다.

셋째, 제조·판매회사입니다.

용기나 포장 또는 설명서에는 제조·판매회사의 이름이 기재되어 있고 주소나 전화번호가 있는데 그중에는 회사명은 있어도 주소와 전화번호가 없는 상품이 있습니다. 이러한 상품은 사용상의 설명 등도 불만족스럽고 그 상품을 사용했을 때, 예를 들어 호전반응이 강하게 나타났을 때 문의할 수가 없습니다.

넷째, 가격입니다.

가격은 싼 것도 있지만 자세히 살펴보면 저렴한 대신 용량이 적을 수도 있습니다. 때문에 덮어놓고 값이 싸다고 선택할 것이 못됩니다. 실제로 구입하기 전에 자세히 알아보는 게 좋습니다. 여러 회사 제품을 비교해 보는 방법도 좋다고 생각합니다.

11
프로폴리스에 대한 지도나
상담창구는 있는가

　프로폴리스는 약용이 아니라 건강보조식품으로 취급되어 판매되고 있습니다. 그럼에도 약효를 기대하고 구매하는 경우가 종종 있는데 효과가 없었다고 해서 실망한다는 것은 어찌 보면 민망스러운 일입니다.

　현실적으로 이 책에서도 수많은 체험사례를 소개했고, 질병이나 몸에 좋다는 성분이 프로폴리스에 많이 함유되어 있다는 사실을 알고 있으니 식품으로 마셔서 약효를 기대하는 것은 당연한 심리입니다.

　같은 꿀벌의 산물인데도 로열젤리나 벌꿀은 의약품으로 사용되고 있는데 프로폴리스는 아직 약용으로서는 공식 인가를 받지 못하고 있습니다. 때문에 기대되는 약효에 대해서 바른 사용법이나 호전반응이 나타났을 때의 대응방법에 관한 의문점 등에 대한 정확한 정보를 얻고 싶은 것입니다.

앞에서 설명한 것들을 참고로 해서 구입하고 제조·판매회사에 문의할 수 있도록 선택에 신중을 기해야 한다는 것입니다. 사용설명서에 '사용 시 불편한 사항은 직접 상담해 주십시오'라고 표기한 제조회사나 판매회사도 있으니 선택에 도움이 될 것입니다.

12
컵에 묻은
프로폴리스 액을 지우는 방법

프로폴리스의 설명서에 쉽게 마시는 방법으로 '미지근한 물에' 또는 '뜨거운 물에' 라고 쓰여 있는 것이 있습니다.

미지근한 물은 온도의 감각을 알지만 뜨거운 물은 몇 도인지, 그리고 뜨거운 물과 혼합해도 성분변화는 없는지에 대한 상담을 받은 적이 있습니다. 프로폴리스 연구소에 의하면 보통 마실 수 있는 정도의 뜨거운 물(50도~60도)이면 성분변화는 없다고 합니다.

컵에 묻은 프로폴리스 액은 밀랍 성분으로 잘 닦이지 않으나 주방용 중성세제를 사용하여 강한 수세미로 닦으면 잘 지워집니다. 탈지면에 알코올을 묻혀 닦아도 잘 지워지니 컵에 묻는 것은 걱정하지 않아도 됩니다.

13
젖먹이 아기(1세 미만)에게
먹여도 좋은가

벌꿀에 포함된 여러 가지 영양분이 유아에게 좋다고는 하지만, 보툴리누스균이 검출됨에 따라 신중하게 먹일 것을 당부하고 있습니다. 그러나 일본의 자료에 의하면 프로폴리스는 모유를 수유하는 영아의 경우, 엄마가 복용하는 것이 좋고, 3개월 후부터는 아주 적은 양을 먹여도 된다고 합니다.

아기에게 프로폴리스를 먹이고 싶다는 어머니의 문의가 있었습니다. 프로폴리스의 체험사례를 보면 유아의 땀띠와 아토피성 피부염에 액을 묽게 해서 바르거나 먹이면 효과가 빠르다는 예가 많이 있습니다. 아기의 부드러운 피부에는 원액을 그대로 사용하지 말고 반드시 묽게 타서 사용해야 합니다.

그리고 어린이(여기서는 유아 외의 어린이)의 복용량은 어른의 절반정도가 적당합니다.

14
프로폴리스는 다른 요법과
병용해도 좋은가

"프로폴리스는 다른 요법과 병용해도 좋은가"라는 질문에 대하여 결론부터 말하면 문제가 없습니다. 오히려 병용해서 더욱 효과가 있었다는 사례를 많이 듣고 있습니다. 앞에서 소개한 한방치료도 그중 하나입니다. 또한 침구치료를 병용하니 호전반응이 가벼워졌다는 예도 있습니다. 경혈요법도 효과가 있고, 물론 한약과의 병용은 앞에서도 몇 번이나 강조했듯이 신체 내·외에 아무 상관이 없습니다.

다른 민간약이나 식사요법이 좋은 것과 같이 프로폴리스는 다른 치료법을 돕는 역할을 할지언정 해는 결코 주지 않습니다. 다만 좋다는 치료법으로 2~3주간 계속해 보고 병이 낫지 않거나 호전반응이 나타나지 않을 때는 프로폴리스를 잠시 중지하는 것도 좋습니다. 프로폴리스의 경우는 한방약보다도 빠른 효과가 나타나는 경우가 많기 때문입니다.

다른 요법과의 병용에 대한 사례를 소개하겠습니다. 일본의 어떤 암환자는 암치료를 위해 방사선치료를 받으면서 진통제 등의 알약을 다량 복용하고 있었습니다. 그런데 프로폴리스를 병용하니 더욱 효과가 좋아졌다고 합니다. 프로폴리스는 다른 약과 함께 썼을 때 치료를 돕는 작용이 강하다는 것을 나타내는 예라고 할 수 있습니다.

신이 내린 기적의 천연 항생제인 프로폴리스임을 다시 한번 상기한다면 틀림없이 병용에 대한 자신감이 생길 것입니다.

15
차에 넣어 마셔도 좋은가

일부 환자 중에는 진료가 끝나면 차에 프로폴리스를 넣어 마셔도 괜찮으냐고 묻는 사람이 있습니다. 차는 약 이상의 성분을 지닌 자연음료라고 생각합니다.

중국에서는 옛날부터 차를 '불사의 영약'이라 해서 많은 사람들이 즐겨 마시고 있으며, 차 성분의 하나인 카페인에는 이뇨작용과 피로회복에도 도움을 주는 약리 작용이 있습니다.

차에는 몸에 필요한 비타민C의 주요소가 많이 있습니다. 실은 차의 노란색소는 프로폴리스 주성분 중의 하나인 플라보노이드 (flavonoid, 안토시아닌과 안토크산틴을 포함하는 비질소성의 생물색소) 이며 비타민P와 같은 작용을 합니다.

나는 평소 차를 그 자체로써 맛과 향기를 즐기면서 마셔 왔지만(차에 함유된 약리작용도 기대하면서) 프로폴리스를 접한 이후부터는 약리작용과의 상승효과를 은근히 기대하게 되었습니다.

차에도 프로폴리스와 같이 이뇨, 피로회복 외에 혈관 벽을 강화시키는 작용이 있고 차에 함유되어 있는 '켄텍' 이라는 타닌에는 살균력이 있습니다.

따라서 프로폴리스는 가끔 차에 넣어서 마십니다. 다만 차는 미지근하게 마셔야 하는 것이, 너무 뜨거우면 켄텍이 용해되어 수렴제(혈관을 수축시킨다든지 체액분비를 억제하는 작용)로서의 작용이 강해지면서 위액 분비를 방해하고 위장에도 나쁜 영향을 끼치며 소화불량을 초래합니다.

프로폴리스를 차와 섞어 마시는 것은 차의 향기와 맛을 즐기기 위해서라기보다는 프로폴리스와 차의 상승작용을 기대하는, 몸을 위한 행위라고 말할 수 있겠습니다. 다만 차에 넣을 때는 한 방울 정도면 충분합니다. 너무 많이 넣으면 중추신경에 흥분과 억제란 상반작용이 동시에 작용해서 오히려 역효과가 나기 쉽기 때문입니다.

16
한방약 외 양약과
병용해도 좋은가

환자가 약을 차와 마셔도 좋으냐는 질문을 했습니다. 차에는
여러 가지 종류가 있기 때문에 그것을 주제로 가끔 이야기꽃을
피울 때도 있습니다.

체력이 떨어진 사람이 안심하고 사용할 수 있는 것이 바로 엽
차입니다. 녹차와 홍차도 몸을 차게 하는 작용이 적기 때문에 좋
습니다. 예를 들어 두통약이나 감기약을 차와 함께 마시면 차 속
의 카페인이 첨가돼 더욱 효과가 있다고 하는데, 한방에서도 감
기나 두통에 천궁차조산(川芎茶調散)이 있는 것과 같이 처음에는
차로 마시게 했습니다.

그 중에는 카페인이 들어간 약도 있습니다. 그런 경우는 카페
인 작용이 너무 강하기 때문에 그냥 물과 함께 복용하는 것이 좋
습니다. 위장약도 그 속에 차의 탄닌성분과 결합하기 쉬운 알루

미겔이나 마그네슘 등의 금속염이 함유된 것도 있어서 그러한 약도 차와 함께 복용하는 것은 피하는 것이 좋습니다.

솔직하게 말하면 차와 약의 상호작용은 아직 모르는 부분이 많지만 비타민제, 영양제 같이 병원에서 처방하는 약은 차와 한 시간쯤 사이를 두고 마시는 것이 좋습니다.

차와 함께 마시지 말라고 지시하는 것은 반드시 지켜야 하며, 철 성분이 탄닌과 결합해서 흡수되지 않는다고 하는데 이것도 전후 한 시간쯤 사이를 두면 문제가 없습니다.

프로폴리스는 차와 함께 마셔도 상관없지만 차 본래의 맛과 향기는 변합니다. 앞에서 설명했듯 병원에서 처방한 물약 성분과 프로폴리스의 여러 가지 성분이 조화를 이루지 못해서 약효가 강화되거나 반대로 약화되는 경우가 있을지도 모르기 때문에 처방약과 프로폴리스는 함께 마시지 않는 편이 좋습니다. 다만 앞에서도 말한 바와 같이 시간 간격을 두고 병용하는 것은 문제가 없습니다.

17
프로폴리스의
보존기간과 보존방법

　보존기간이나 보존방법은 약효와 관계가 있기 때문에 중요한
사항입니다. 일반적으로 감기약이나 비타민제 등의 정제는 직사
광선을 받지 않는 시원한 곳에 보관해 두면 오래 갑니다.

　옛날의 어느 약장수는 1년에 한 번씩 약값을 받으러 와서는
지난해의 묵은 약은 회수해 간 일이 있습니다. 다시 말하면 1년
간의 보증서란 뜻이 있는 것이지만 그렇다고 그러한 예를 따를
필요는 없습니다.

　약은 대체로 1년 내에 사용할 수 있는 양을 비치하는 것이 좋
습니다. 프로폴리스의 경우는 약효가 있다는 것은 알고 있어도
취급상 식품으로 되어 있기 때문에 역시 1년 이내에 모두 사용하
는 것이 좋겠습니다.

　프로폴리스 제품회사의 말에 의하면 보존기간과 효과관계(제

조회사에서는 약효란 말은 약사법상 문제로 강조하지 않음)에 대해서 자세한 자료가 없다고 전제하고 1년 이상 보존해도 품질에는 하등의 문제가 없다고 합니다.

그러나 액상은 섬유질을 함유하고 있기 때문에 어느 정도의 침전물이 병 밑바닥에 가라앉으므로 사용할 때 잘 흔들어서 쓰면 되고, 품질이 확실한 프로폴리스 제품이라면 문제가 없다고 합니다.

일반적으로 주의할 사항은 사용 후에는 반드시 뚜껑을 닫아야 하며, 직사광선은 피하고 습기가 없는 시원한 곳에 잘 보관하도록 해야 한다는 것입니다.